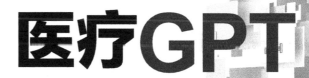

医疗GPT

读懂数字医疗新纪元

陈根◎著

U0233096

电子工业出版社·
Publishing House of Electronics Industry
北京·BEIJING

内容简介

凭借强大的信息整合能力和语言组织能力，以及接近于人类的常识、认知和价值观，GPT成为医疗应用的理想工具。从GPT医生到个性化治疗，GPT对医疗行业的改变是综合而又全面的，是从诊断到治疗全过程的颠覆。

本书以ChatGPT的爆发为技术背景，以医疗GPT的发展和应用为主线，在介绍人工智能相关技术的基础上，对GPT给医疗行业带来的冲击进行了细致分析，涉及医院重塑、健康管理、药物研发、中医发展、医学教育等广受人们关注的方面。书中探讨了医疗GPT会给人类带来的未来挑战，并对医疗GPT的未来进行了展望。

本书是一本通向未来医疗的线索书，能帮我们从纷繁的信息中梳理出医疗行业之变的关键线索。

图书在版编目（CIP）数据

医疗GPT：读懂数字医疗新纪元／陈根著.—北京：电子工业出版社，2024.1

ISBN 978-7-121-46927-5

Ⅰ.①医… Ⅱ.①陈… Ⅲ.①人工智能－应用－医学－研究 Ⅳ.①R319

中国国家版本馆CIP数据核字（2023）第246250号

责任编辑：刘家彤　文字编辑：韩玉宏
印　　刷：北京盛通数码印刷有限公司
装　　订：北京盛通数码印刷有限公司
出版发行：电子工业出版社
　　　　　北京市海淀区万寿路173信箱　邮编：100036
开　　本：720×1000　1/16　印张：13.25　字数：254.4千字
版　　次：2024年1月第1版
印　　次：2024年11月第2次印刷
定　　价：69.80元

凡所购买电子工业出版社图书有缺损问题，请向购买书店调换。若书店售缺，请与本社发行部联系，联系及邮购电话：（010）88254888，88258888。

质量投诉请发邮件至zlts@phei.com.cn，盗版侵权举报请发邮件至dbqq@phei.com.cn。

本书咨询联系方式：（010）88254504，liujt@phei.com.cn。

前言

2016年，人工智能AlphaGo击败国际围棋世界冠军李世石，震惊世界，掀开了人工智能发展的新篇章。2022年，聊天机器人ChatGPT一夜蹿红。ChatGPT凭借其不输于人类的"聪明"，迅速成为人工智能领域的现象级应用，并将人工智能推向真正的应用快车道。

现在，许多人都在讨论ChatGPT和它的下一代GPT-4，以及人工智能技术的未来发展及所带来的影响。对于ChatGPT，马斯克感叹"我们离强大到危险的人工智能不远了"；比尔·盖茨则表示，聊天机器人ChatGPT的重要性不亚于互联网的发明。

人工智能已走进我们的生活与工作中。从社交媒体到电子商务，从金融服务到自动驾驶，人工智能都让人类的日常生活变得便利无比。而与人们健康息息相关的医疗行业，更不可避免地站在这一波新科技的浪头上。

今天，人口老龄化、医疗健康消费升级正在推动医疗支出持续、显著增长。医疗需求总量巨大，在结构上呈现出多样化、多层次、个性化、动态化等特征。虽然医疗资源供给总量在增加，但医疗资源分配不均衡、结构不合理。总体而言，供给与需求在总量上暂未达到平衡，在结构分布上存在严重错配。

在这样的背景下，借助人工智能倡导价值医疗，优化资源配置，正在成为医疗行业的发展趋势。人工智能正在协助医疗卫生系统向以人为本的整合型医疗卫生服务体系演进，力求实现"无处不在的医疗"、"全生命周期关怀"及"精准医疗"。同时，人工智能在医疗健康服务方面的探索，也在帮助医疗健康服务从满足基础功能需求向提升个性化、智能化诊疗服务体验发展。

以 GPT 为代表的人工智能大模型的爆发，进一步加速了人工智能和医疗行业的融合发展。医疗还将经历有史以来最为彻底的一次变革。其中，最根本的原因就在于，ChatGPT 的爆火和 ChatGPT API 的开放真正打开了通用人工智能的大门。按照是否能够执行多项任务的标准来看，ChatGPT 已经具备了通用人工智能的特性——ChatGPT 被训练来回答各种类型的问题，并且能够适用于多种应用场景，可以同时完成多个任务，如问答、对话生成、文本生成等。而 ChatGPT API 的开放，让每个人都可以使用这种通用人工智能模型。可以说，ChatGPT API 为人工智能的发展构建了一个完善的底层应用系统。基于此，人工智能就能快速地掌握现代医疗领域的专业知识，并迅速推广应用。

未来，医院将成为医疗 GPT 应用最为广泛的领域之一。随着以 GPT 为代表的通用人工智能大模型的发展和应用，医疗 GPT 将更好地为医院提供智能化服务和支持。医疗 GPT 将会对医院的工作流程、医疗质量和效率产生重要影响。

本书带给读者的，正是从宏大的人工智能技术背景来看医疗 GPT 的未来。本书以 ChatGPT 的爆发为技术背景，以医疗 GPT 的发展和应用为主线，在介绍人工智能相关技术的基础上，对 GPT 给医疗行业带来的冲击进行了细致分析，涉及医院重塑、健康管理、药物研发、中医发展、医学教育等广受人们关注的方面。以 GPT 为代表的人工智能大模型在医疗行业引起的震荡也让我们进一步体会到 GPT 所具有的变革力量。同时，本书还探讨了未来医疗 GPT 会给人类带来的挑战，并对医疗 GPT 的未来进行了展望。本书文字表达通俗易懂，易于理解，富于趣味，在内容上深入浅出，循序渐进，能帮助读者了解 ChatGPT 的爆火给医疗行业带来的影响和冲击，并从纷繁的信息中梳理出医疗行业之变的关键线索。

在过去短短不到十年的时间里，我们已经体会到人工智能给我们的日常生活带来翻天覆地的改变。在未来的十年里，我们将在医疗领域看到同样的图景。

目　录

现实篇

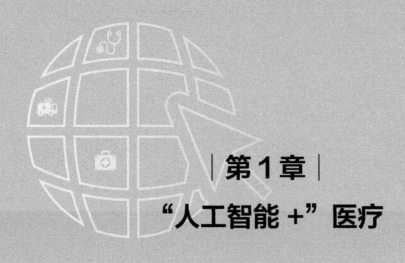

| 第 1 章 |

"人工智能 +" 医疗

1.1 什么是 "人工智能 +" 医疗?

人工智能（Artificial Intelligence，AI）的概念从首次提出到现在已近 70 年，经历了追捧和黯淡。近几年，人工智能终于呈现出爆发的趋势。当前，人工智能的勃兴已经成为推动社会经济发展的新动力之一，在提高社会生产效率、实现社会发展和经济转型等方面发挥重要作用。作为主导新一代产业变革的核心力量，人工智能在医疗方面展示出了新的应用方式，在深度融合中又催生出新业态。

今天，作为一项创新性技术，医疗 AI 遍布在医疗领域的方方面面。人工智能在医疗健康领域广泛应用正形成全球共识。可以说，人工智能以独特的方式捍卫着人类健康福祉，但这一切还要从人工智能与医疗的相逢开始说起。

1.1.1 国外医疗 AI 从哪里开始?

20 世纪 70 年代，国外开始出现了医疗领域的人工智能探索尝试。1972 年，利兹大学研发的 AAPHelp 能根据病人的症状判断出产生剧烈腹痛可能的原因。1974 年，资深医生诊断的准确性已经不如该系统。尽管 AAPHelp 运行耗时久，但在 20 世纪 70 年代的计算机硬件条件下，AAPHelp 的产生仍具有突破性意义。

在随后的几年内，不少新的人工智能医疗产品成果再次出现在人们的视野中。1974年，匹兹堡大学研发出INTERNIST-I内科疾病的专家系统，它主要用于辅助诊断内科复杂疾病。1976年，斯坦福大学研发出MYCIN系统，它能诊断出感染病患者并提供抗生素处方。MYCIN系统的内部共有500条规则，只要按照MYCIN系统的提问依次进行回答，就能自动判断出患者所感染细菌的类别并开出相应处方。

此外，在20世纪70年代，还有斯坦福大学开发的ONCOCIN，麻省理工学院开发的PIP、ABEL，罗格斯大学开发的CASNET/Glaucoma等。

20世纪80年代，一些商业化应用系统开始出现，如QMR（Quick Medical Reference）和DXplain，主要是依据临床表现提供诊断方案。

20世纪90年代，计算机辅助诊断（Computer Aided Diagnosis，CAD）系统问世，它是比较成熟的医学影像计算机辅助应用，包括乳腺X射线CAD系统。

进入21世纪，IBM Watson是人工智能医疗领域最知名的系统，并且已经取得了非凡的成绩。例如，在癌症治疗方面，Watson能够在几秒内对数十年癌症治疗历史中的150万份患者记录进行筛选，并提出循证治疗方案供医生选择。目前，癌症治疗领域排名前三的医院都在使用Watson，并且中国也正式引进了Watson。

2016年以来，美国、加拿大、日本、英国、欧盟、印度、韩国、俄罗斯等国家和地区相继发布人工智能研发战略。2016年10月，美国《国家人工智能研究和发展战略计划》提出，要在医学诊断等领域开发有效的人类与人工智能协作的方法，当人类需要帮助时，人工智能系统能够自动执行决策和进行医疗诊断。日本将医疗健康及护理作为人工智能的突破口。为了应对快速老龄化，日本基于医疗、护理系统的大数据化，将建成以人工智能为依托、世界一流的医疗与护理先进国家。英国提出发展人工智能医疗的三大潜力领域：辅助诊断领域、早期预防控制流行病并追踪其发病率领域和图像诊断领域。

2016年2月，谷歌DeepMind宣布成立DeepMind Health部门，并与英国国家医疗服务体系（National Health Service，NHS）合作，辅助他们进

行决策。DeepMind还参与NHS的一项利用深度学习开展头颈癌患者放疗疗法设计的研究。同时，DeepMind与Moorfields眼科医院开展将人工智能技术应用于及早发现和治疗威胁视力的眼部疾病的合作。遗憾的是，2021年，谷歌健康部门Google Health遭遇重大变故。该部门负责人大卫·范伯格（David Feinberg）宣布于9月1日离职，并于10月1日起担任美国最大电子健康记录服务提供商之一Cerner的CEO兼总裁。之后，谷歌也决定解散Google Health。

1.1.2　国内医疗AI发展风云

20世纪80年代初，我国开始进行人工智能医疗领域的开发研究，虽然起步落后于发达国家，但是发展迅猛。

1978年，北京中医医院关幼波教授与计算机科学领域的专家合作开发了"关幼波肝病诊疗程序"，第一次将医学专家系统应用到我国传统中医领域。此后，我国加快开展人工智能医疗产品的研发，具有代表性的产品有"中国中医治疗专家系统"和"林如高骨伤计算机诊疗系统"，以及具有咨询和辅助诊断性质的"中医计算机辅助诊疗系统"等。

进入21世纪以来，我国人工智能在医疗的更多细分领域都取得了长足的发展。2016年10月，百度发布"百度医疗大脑"，对标谷歌和IBM的同类产品。"百度医疗大脑"作为百度大脑在医疗领域的具体应用，大量收集与分析医学专业文献和医疗数据，通过模拟问诊流程，基于用户症状，给出诊疗的最终建议。2018年11月，百度发布人工智能医疗品牌"百度灵医"，2019年品牌升级为"灵医智惠"，主要产品有"临床辅助决策支持系统""医疗大数据解决方案""眼底影像分析系统""智能诊前助手"。

2017年7月，阿里健康发布医疗AI系统"Doctor You"，包括临床医学科研诊断平台、医疗辅助检测引擎等。此外，阿里健康还与政府、医院、科研院校等外部机构合作，开发了20种常见、多发疾病的智能诊断引擎，包括糖尿病、肺癌预测和眼底筛查等。2018年9月，阿里健康和阿里云联合宣布阿里医疗人工智能系统"ET医疗大脑"2.0版本问世。

2018年11月，腾讯牵头承担的"数字诊疗装备研发专项"启动，该项目作为国家重点研发计划首批启动的6个试点专项之一，基于"AI+CDSS"（人工智能的临床辅助决策支持系统）探索和助力医疗服务升级。

新冠疫情期间，人工智能在公共卫生领域特别是传染病的预防与控制方面发挥了重要作用，传染病大数据分析预警系统、疫情排查系统、智能测温机器人、消毒机器人、语音服务机器人等在战"疫"一线被广泛应用。

在全球抗疫的背景下，人工智能从"云端"落地，在疫情之中出演关键角色，提高了抗疫防疫的整体效率。新冠疫情成为数字技术的试金石，人工智能作为新一轮科技革命和产业变革的重要驱动力量，体现了对社会的真正价值。

1.2 "人工智能＋"怎么看上了医疗？

1.2.1 供需矛盾突出

从需求端来看，当前，四十多年的工业化进程也带来了不同程度的环境污染，叠加我国人口老龄化加剧，患慢性疾病（简称慢性病、慢病）人口数量增多，形成大量医疗需求。

第七次全国人口普查结果显示，我国60岁及以上人口为26 402万人，占18.70%。未来几十年，老龄化程度还将持续加深，到2035年前后，我国老年人口占总人口的比例将超过四分之一，到2050年前后将超过三分之一。目前，中国已成为全世界老年人口数量最多、老龄化速度最快的大国。其中，东北三省的老龄化现象尤为明显。2020年，东北三省总人口比十年前减少了1101万人，而老龄化程度加深，65岁及以上人口比重为16.39%，提高7.26个百分点，高于全国平均水平。辽宁省65岁及以上人口比重为 17.42%，为全国省市中最高。

在人口老龄化背景下，现代生活节奏加快，患慢性疾病人口数量也随之增加。我国已确诊的患慢性疾病人口数量超过 3 亿，同时患病率以每年 5.8% 的速度增长。2021 年 11 月初，国际糖尿病联合会（International Diabetes Federation，IDF）在官网上更新了今年 IDF 全球糖尿病概览的相关数据，在中国，2011—2021 年的十年间，糖尿病患病人数从 9000 万增长到了 1.4 亿，占全国人口数的十分之一，与世界范围内的发病率持平。在这 1.4 亿人中，有 51.7% 的人群未被诊断，属于"隐性"糖尿病群体。根据全国卫生服务调查，65 岁以上群体的慢性疾病患病率高达 78.4%，是全部人口患病率的 3.2 倍，即老龄人口越多慢性疾病人群基数越大。如今，慢性疾病已成为健康的头号威胁，占到了中国 77% 的健康生命年损失和 85% 的死亡诱因，占全部疾病负担的 60% 以上。

人口结构的变化还将带来诊疗以外的医疗健康需求的结构性增加，包括疾病预防和治疗、健康监测和管理、养生和保健、临终关怀等。以体检为例，与美、日、德超过 70% 的覆盖率相比，我国的健康管理市场还有巨大的发展空间。而健康管理借助人工智能可以极大地赋能，让健康管理实时可见、可控。伴随着生活水平的提高，以及国家政策对家庭医生、慢病防治、健康生活等方面的支持，越来越多的人将主动参与健康管理。

然而，从供给端来看，优质医生及医疗资源不足，且医疗资源分布不均，难以承受快速增长的医疗需求。从总量上看，医疗资源供给增长落后于需求增长。我国医生与总人口的比例约为 1∶343，而西方国家的这一比例约为 1∶280。医生资源缺口问题在影像科医生、病理科医生及全科医生方面尤为严重。目前，我国医学影像数据的年增长率约为 30%，而影像科医生数量的年增长率仅为 4.1%，病理科医生缺口达到 10 万人。我国全科医生数量约 30 万人，占医生总数的 7.37%。这一比例还远远达不到建立真正的全科医生制度体系的需求——德国、法国、日本的占比均在 20% 以上，美国在 12% 以上。由于医生的培养周期很长，我国独立上岗医生的培养周期长达 8 年，较长的培养周期带来医疗人力成本提高，难以满足持续增长的医疗需求。

从分布上看，医疗资源集中于三级医院和发达地区，基层医院医疗水平低，医生资源少。从配置上看，据统计，2018年我国医院数量超过3.2万家，三级医院仅占总数量的19%，却承接了全国49.8%的医疗需求。三级医院长期超负荷运转，承担了过多基础诊疗工作，导致核心医疗资源无法发挥最大价值。供需结构不匹配导致了医院运营效率低、误诊率高、医疗体验差等诸多问题。

可以说，供给与需求矛盾突出，是我国医疗行业的根本问题。而这些问题，不论是医生的培养，还是医生医疗技术水平的提升，借助人工智能技术都将有望得到改善。

1.2.2　人工智能技术不断突破

一直以来，算法、算力和数据被认为是人工智能发展的三驾马车，也是推动人工智能发展的重要基础。

1. 在算法层面

在算法层面，超大规模预训练模型等成为近两年最受关注的热点之一。自OpenAI于2020年推出GPT-3以来，谷歌、华为、智源研究院、中国科学院、阿里巴巴等企业和研究机构相继推出超大规模预训练模型，包括Switch Transformer、DALL·E、MT-NLG、盘古、悟道2.0、紫东太初和M6等，不断刷新着各榜单纪录。而OpenAI更是一举将大模型的训练之路打开了，让大家看到了基于深度学习的路径方向，基于参数优化一旦正确，机器就能具备类人的智能逻辑。

深度学习是人工智能技术的重要一脉，目前语音识别和计算机视觉都基于深度学习技术来完成。随着图像领域深度学习Resnet网络结构发展，计算机视觉和综合图像处理技术取得长足进步，医学影像分析在诊疗过程中发挥更大作用。例如，应用计算机视觉技术进行结肠镜检查，可以获得更为有效、可靠的数据，以降低结肠癌死亡率；在外科手术中，计算机视觉对脑瘤病人进行三维头骨建模，有利于后续神经外科治疗。

此外，近年来，人工智能对海量数据的分析能力能够让研究者不再局限于常规的"推导定理式"研究，可以基于高维数据发现相关信息，继而加速研究进程。2020 年，DeepMind 提出的 AlphaFold2 在国际蛋白质结构预测竞赛（Critical Assessment of protein Structure Prediction，CASP）中拔得头筹，能够精确地预测蛋白质的三维结构，其准确性可以与使用冷冻电子显微镜等实验技术解析的三维结构相媲美。中美研究团队使用人工智能的方法，在保证"从头计算"高精度的同时，将分子动力学极限提升了数个量级，比过去同类工作计算空间尺度增大 100 倍，计算速度提高 1000 倍，获得 2020 年国际计算机协会（Association for Computing Machinery，ACM）戈登贝尔奖。

2. 在算力层面

在算力层面，当前，人工智能算力仍在持续突破，面向训练用和推断用的芯片仍在快速演进。这主要源于算力需求的驱动。一方面，体现在模型训练阶段，根据 OpenAI 数据，模型计算量增长速度远超人工智能硬件算力增长速度，存在万倍差距；另一方面，由于推断的泛在性，使得推断用算力需求持续增长。与此同时，新的算力架构也在不断研究中，类脑芯片、存内计算、量子计算等备受关注，但总体上处于探索阶段。

3. 在数据层面

在数据层面，以深度学习为代表的人工智能技术需要大量的标注数据，这也催生出专门的技术乃至服务。随着面向问题的不断具体化和深入，数据服务走向精细化和定制化。此外，随着知识在人工智能的重要性被广泛提及，对知识集的构建和利用不断增多。

人工智能的快速发展推动数据规模不断提升。据互联网数据中心（Internet Data Center，IDC）测算，2025 年全球数据规模将达到 163 ZB，其中80%～90%是非结构化数据。数据服务进入深度定制化的阶段，百度、阿里巴巴、京东等公司推出根据不同场景和需求进行数据定制的服务。企业需求的数据集从通用简单场景向个性化复杂场景过渡。例如，语音识别数据集从普通话向小语种、方言等场景发展，智能对话数据集从简单问答、控制等场景向应用场景、业务问答等方向发展。各方积极探索建立高质量知识集，支撑未来知识驱动的人工智能应用发展。

数据生成和共享速度迅速增长。在数据方面，我国拥有得天独厚的优势，我国人口众多，数据基数大，同时多样性丰富，为大数据分析提供了丰富的数据来源，也为人工智能不断训练与优化算法模型提供了广泛数据集。

尽管中国有比较庞大的人口数量与相对的数据优势，但医疗信息化与数据化普及程度不足，也制约着人工智能医疗产业的发展。但相比较而言，尽管美国的人口基数与数据样本量没有中国庞大，但美国有着比较健全的医疗数据化系统，或者说医疗的信息化、数据化程度比较高，这就使得美国在人工智能医疗方面的训练上，更容易基于数据化与标准化训练出诊断准确性更高的人工智能医生。

1.2.3　政策引导和支持

近年来，我国出台了一系列全国性政策及医疗人工智能专项政策，鼓励"人工智能+"医疗产业发展。在政策引导下，医疗产业有望迎来真正的变革。

2017年7月，国务院印发《新一代人工智能发展规划》（以下简称《规划》），这也是我国在人工智能领域进行系统部署的第一份文件。《规划》指出，到2030年，我国人工智能理论、技术与应用总体上要达到世界领先水平。在《规划》提出的六大重点任务中，特别提出要在医疗领域发展便捷高效的智能服务，围绕医疗等方面的迫切民生需求，加快人工智能创新应用，使精准化智能服务更加丰富多样，使社会治理智能化水平大幅提升。《规划》提出发展智能医疗："推广应用人工智能治疗新模式新手段，建立快速精准的智能医疗体系。探索智慧医院建设，开发人机协同的手术机器人、智能诊疗助手，研发柔性可穿戴、生物兼容的生理监测系统，研发人机协同临床智能诊疗方案，实现智能影像识别、病理分型和智能多学科会诊。基于人工智能开展大规模基因组识别、蛋白质组学、代谢组学等研究和新药研发，推进医药监管智能化。加强流行病智能监测和防控"。

2018年，教育部印发《高等学校人工智能创新行动计划》，国务院办公厅印发《关于促进"互联网＋医疗健康"发展的意见》。2020年，中共中央政治局常务委员会召开会议时指出，要加大公共卫生服务、应急物资保障领域投入，加快5G网络、数据中心等新型基础设施建设进度。

2020年新冠疫情暴发之时，工信部网站发布了《充分发挥人工智能赋能效用　协力抗击新型冠状病毒感染的肺炎疫情倡议书》，倡议进一步发挥人工智能赋能效用，组织科研和生产力量，把加快有效支撑疫情防控的相关产品攻关和应用作为优先工作，进一步推动了"人工智能＋"医疗的发展。

2023年更是着重于电子病历的推行。国家卫健委在4月发布新版国家二级公立医院绩效考核操作手册。对于二级公立医院的电子病历应用功能水平分级、患者满意度等指标，新版手册要求逐步提高。以电子病历为核心的医院信息化建设是深化医改的重要内容之一。电子病历的推行，是数字化医疗的一个重要举措，或者说是人工智能医疗向前发展的一个基础条件。没有数据就很难训练出高质量的人工智能医生，而电子病历的数据化，给人工智能的医疗变革奠定了基础。

1.3 "人工智能＋"下，医疗正进击

相对于制造业、通信、传媒、零售、教育等人工智能应用领域，全球的人工智能医疗还处于早期阶段，商业化程度相对较低，行业渗透率较低。但不可否认的是，人工智能在医疗领域的结合点响应了传统医疗

的诸多困境，具有广泛的市场需求和多元业务趋向，拥有广阔的发展空间。

尤其是OpenAI大语言模型（也称大型语言模型）的突破，将加速人工智能技术介入医疗的普及与应用速度。例如，训练人工智能辅助医生完成病历的撰写及诊疗过程的问题概述。基于影像学与检测指标的人工智能诊断，以及借助人工智能技术的专科医生打造，都正在实现的路上。

从具体应用层面来看，人工智能在医疗领域主要有5个应用方向：辅助诊疗、医学影像、健康管理、药物研发、疾病预测。

1.3.1　辅助诊疗

人工智能辅助诊疗主要提供医学影像、电子病历、导诊机器人、医疗助手、辅助医疗、临床辅助决策等服务，利用机器学习+计算机视觉缓解病理专家稀缺的现状，利用人工智能+大数据对患者进行系统化记录和健康管理，利用人工智能+机器人技术分担医院从医人数不足的压力。

（1）在电子病历方面，人工智能普遍在病种专业化平台、智能语音录入、自然语言识别、临床决策支持这4个场景开展服务。以语音电子病历为例，人工智能基于脱敏的病历数据和临床使用不断训练模型、优化算法，通过语音识别引擎实现人机交互和文本转录。

（2）在导诊机器人方面，我国机器人应用相对成熟，应用场景明晰，一般多为院内导诊环节，使得医疗机器人具有相应的发展优势。医疗领域机器人主要基于人脸识别、语音识别等技术，再通过后台嫁接医院信息等知识系统，实现导诊功能。

（3）在医疗助手方面，智能问诊是主要应用场景，通过建立疾病知识库和历史问诊记录，实现人机交互的智能问诊功能。例如，在新冠疫情期间，入院问诊存在交叉感染的风险，对有问诊需求的患者造成不便，并且疫情给公众带来一定的心理恐慌，在线下医疗受阻，但又急需专业的医学信息来解决问题的情况下，在线问诊发展迅速。在在线问诊的过程中，用户在在线问诊平台输入症状，人工智能系统将识别用户输入的文本，并完成分词、词性标注、句法解析、信息抽取等一系列工作，最终在知识库中进行检索，把类似信息推给用户，完成精准的信息匹配。腾讯云基于医疗行业语料及医疗专业词汇，打造医疗行业语音识别模型。医生在门诊、住院查房、交接班等场景下，均可使用语音输入软件，将传统的手写病历转换为语音输入，大幅度缩短病历录入的时间，减轻工作负担。

（4）在辅助医疗方面，人工智能已经形成了一些实质性应用，手术机器人和医疗机器人就是比较活跃的尝试。手术机器人已经在胃肠外科、泌尿外科、妇科和心外科等的手术中渗透与应用。手术机器人通过高分辨率三维立体视觉及器械自由度，在狭小的手术空间内提供超越人类的视觉系统、更大的操作灵活性与精准度，拓展了腹腔镜手术的适应证，增强了手术效果。

（5）人工智能技术还可用于临床辅助决策。临床辅助决策支持系统（Clinical Decision Support System，CDSS）相当于一个不断更新的医学知识库，是基于人机交互的医疗信息技术应用系统，通过数据和模型辅助医生完成临床决策。CDSS的使用场景涵盖诊前决策、诊中支持和诊后评价全流程，帮助临床医生做出最为恰当的诊疗决策，提高诊断效率与诊断质量。目前，世界上绝大多数CDSS都由3个部分组成，即临床知识库、推理机和人机交流接口，其中庞大可靠的临床知识库是CDSS的行业壁垒。一个完整的临床知识库应当包含各种最新临床指南、循证医学证据、医学文献、医学辞典、医学图谱计算工具、大量电子病历等海量数据，还应当交互良好，方便临床医生从中获取信息。此外，临床知识库必须是开放的、动态更新的。

1.3.2　医学影像

作为辅助诊疗的一个细分领域，将人工智能技术应用于医学影像诊断中，是医疗领域人工智能应用最为广泛的场景。人工智能医学影像得以率先爆发与落地应用，主要是由于影像数据的相对易获取性和易处理性。相比于病历等跨越三五年甚至更长时间的数据积累，影像数据仅需要单次拍摄，几秒钟即可获取，一张影像片子即可反映病人的大部分病情状况，成为医生确定治疗方案的直接依据。医学影像庞大且相对标准的数据基础，以及智能图像识别等算法的不断进步，为人工智能医疗在该领域的落地应用提供了坚实基础。

具体而言，医学影像诊断主要依托图像识别和深度学习这两项技术。依据临床诊断路径，首先，将图像识别技术应用于感知环节，对非结构化影像数据进行处理和分析，提取有用信息；其次，利用深度学习技术，将大量临床影像数据和诊断经验输入人工智能模型，使神经元网络进行深度学习训练；最后，基于不断验证与打磨的算法模型，进行影像诊断智能推理，输出个性化的诊疗判断结果。

从落地方向来看，人工智能主要解决3种影像需求：第1种是病灶识别与标注，针对X射线影像（也称X影像或X线片）、计算机断层扫描（Computed Tomography，CT）影像（也称CT片）、磁共振成像（Magnetic Resonance Imaging，MRI）影像等医学影像进行图像分割、特征提取、定量分析和对比分析，识别与标注病灶，帮助医生发现肉眼难以发现的病灶，降低假阴性诊断发生率，提高医生诊断效率；第2种是靶区自动勾画与自适应放疗，针对肿瘤放疗环节进行影像处理，帮助影像科医生对200～450张CT影像进行自动勾画，时间缩短到30分钟一套，在患者15～20次上机照射过程中不断识别病灶位置变化以达到自适应放疗，减少射线对患者健康组织的辐射与伤害；第3种是影像三维重建，基于灰度统计量的配准算法和基于特征点的配准算法，解决断层图像配准问题，有效节约配准时间，在手术环节有重要应用。

从落地情况来看，目前中国人工智能医学影像产品主要应用在疾病筛查方面，以肿瘤和慢性疾病领域为主。其中，肺癌和眼底筛查领域介入企业最多，近两年乳腺癌也成为热门布局领域之一。此外，不同企业针对客户群体也有所差别，除三甲医院和基层医院外，也有面向C端和保险公司等的产品。

1.3.3　健康管理

将人工智能技术应用到健康管理的具体场景，通常与互联网医疗紧密结合，被视为互联网医疗的深化发展阶段。目前，人工智能技术主要应用于风险识别、虚拟护士、精神健康、移动医疗、可穿戴设备等健康管理领域。

人工智能可实现精准健康管理。从技术驱动的角度看，人工智能能通过高效的计算和精准的决策分析，使个性化健康管理成为可能，推动健康管理的精准化，甚至未来营养师和运动专家可以基于人工智能系统生成精准健康干预方案，并探究数据背后的学科逻辑。

例如，日本就将医疗健康管理和护理作为结合人工智能的突破口，旨在缓解本国严重的老龄化问题带来的压力。借助各种智能设备，如智能马桶可以对尿液与粪便进行自动监测与检测，结合人工智能的健康管理系统，不仅能实时地掌握健康状况，同时还能推演出潜在的健康问题。我国的人工智能健康管理产业起步较晚，但随着各种检测技术（如可穿戴设备、基因检测等）的发展，伴随着物联网大环境的促进，当前健康管理市场正在进入一个高速发展阶段。

尽管可穿戴设备产业之前已经发展了十多年，但一直没有获得足够的市场认同，其中两大核心制约要素就是硬件与软件。所谓的硬件，就是可穿戴设备产品本身，不论是传感器还是其他的监测技术，其针对人体健康指标的健康精密度都还存在着优化的空间。所谓的软件，就是基于可穿戴设备所采集的大量健康数据，我们需要借助人工智能的健康管理系统，才能构建实时的健康管理效果，否则可穿戴设备就只能停留在运动计步等初级运动数据的监测，难以进入真正的健康管理领域。不过可以预见的是，在人工智能医疗技术的突破之下，可穿戴设备产业拥有更加广阔的发展前景。尤其是在健康管理领域，可穿戴设备是不可或缺的实现载体。

1.3.4 药物研发

药物研发主要包括药物发现、临床前研究、临床研究及审批上市4个阶段。目前,药物研发的核心困难在于研发过程中存在诸多不确定性因素,如靶点有效性、模型有效性等问题,需要通过大量实验予以确认。而在药物研发过程中引入人工智能技术,利用深度学习技术对分子结构进行处理和分析,在不同研发环节建立拥有较高准确性的预测系统,可以减少各个研发环节的不确定性,从而缩短研发周期,降低试错成本,提高研发成功率。

在新冠疫情期间,通过大数据处理、机器学习、深度学习等技术,人工智能在药物研发领域发挥了重要作用,这些应用主要集中在靶点发现、疾病网络构建和药物筛选等方面。

1. 人工智能技术在智能药物研发中的优势

基于大语言模型人工智能技术的不断发展,将会加速人工智能在医疗领域的应用,其中智能药物研发必然是不可或缺的环节。人工智能技术在智能药物研发中主要有以下3个方面的优势:

首先是加速研发。传统的药物研发需要耗费大量的时间和人力、物力,而人工智能技术可以通过对海量数据的分析和挖掘,加快药物筛选和优化的过程,并且可以针对疾病配对出更加有效的药物,就能在最大程度上缩短研发时间,降低研发成本。

其次是提高成功率。人工智能技术可以通过对疾病与药物数据的深度学习和模式识别,发现和分析隐藏在数据中的规律和特征,包括对不同药物分子的合成模拟配对,最大程度地提高药物研发的准确性与成功率。

最后是提高效率。通常的药物研发需要处理大量的数据、实验和信息,而人工智能技术通过自动化的算法和模型,不仅可以对数据进行准确、快速的处理和分析,同时还可以模拟推演各种配对结果,让实验从实验室走向人工智能虚拟实验,从而提高研发效率。

2. 人工智能技术在智能药物研发中的局限性

目前，人工智能技术在智能药物研发中还存在一些局限性，主要体现在以下3个方面。

一是数据不足。人工智能驱动下的智能药物研发，显然需要基于大量的数据和信息，但是目前可用的数据仍然相对有限，不论是临床疾病的数据，还是药物数据库的信息，这在很大程度上限制了人工智能技术在药物研发领域的应用。

二是算法不完善。尤其是在没有大语言模型技术之前，人工智能的算法技术更像是数据统计分析，而不具备自研发的能力。但随着大语言模型技术的突破，基于人工智能药物研发的算法技术将会在最大程度上获得优化。

三是涉及伦理和法律问题。人工智能技术的应用涉及一些伦理和法律问题。一方面是数据隐私保护与数据安全等方面的问题；另一方面则是人工智能技术驱动下的药物研发，需要相对应的监管与审批流程，尤其是一些临床测试环节在借助人工智能技术获得了模拟与优化之后。

但总的来说，借助人工智能技术优化药物研发，并推动药物研发、监管、审批等体系的变革与优化，以及借助人工智能技术实现快速、高效、精准、个性化药物配对、研发、生产、治疗的时代正在到来。

1.3.5　疾病预测

对公共卫生领域来说，人工智能技术的疾病预测无疑具有重要意义。传染病防控是目前人工智能在疾病预测领域的最大应用场景，人工智能主要在传染病暴发预测、传播与溯源排查、发展趋势预测等方面发挥作用。

（1）在传染病暴发预测方面，利用网络爬虫技术、自然语言处理技术及其他人工智能技术，持续收集并分析全球范围内关于疾病和重大公共卫生事件的新闻、报告、评论和搜索引擎指数，从海量数据中过滤并提取有效信息，对关键信息进行智能化分析，可对传染病暴发做出可能性预测。

（2）在传染病传播与溯源排查方面，利用深度学习技术，根据出行轨迹流动信息、社交信息、消费信息、暴露接触史等大量数据进行科学建模，结合感染者确诊时间及其密切接触者的空间位置信息确定可能存在交叉感染的时间点与具体传播路径，为传染病溯源分析提供可靠依据。

（3）在传染病发展趋势预测方面，基于高危人群感染数据，结合新增确诊病例、疑似病例、死亡病例与治愈病例数等，借助传播动力学模型、动态感染模型、回归模型等大数据分析模型，人工智能技术可以对发病热力分布与密切接触者的风险热力分布进行分析与展示，并对疫情峰值与拐点等重要趋势进行研判。

在新冠疫情期间，基于人工智能技术的创新防疫应用在各地相继落地。在韩国，基于地理位置和行动轨迹的大数据信息平台成为控制病毒传播的重要工具，当人们靠近疫情危险区时，会自动收到危险报警。在美国加州，科学家研发出针对易感者的健康预警系统，能够远程监控包括独居老人在内的易感人群的身体健康状况，起到传染病预警作用。在我国，人工智能在无接触式体温检测、社区居民健康快速筛查、疫情宣教、流行病学数据采集与应用、智慧化管理平台建设等方面展开应用。

1.4 ChatGPT 如何影响医疗？

从2022年底到2023年，聊天机器人程序ChatGPT火遍全网。推出才两个月时，ChatGPT月活跃用户数就已经突破1亿，成为互联网历史上用户数增长最快的消费应用。而当初，抖音海外版TikTok在全球发布后，花了大约9个月的时间才达到这个成绩。作为人工智能领域的"顶流"产品。ChatGPT的出现进一步加速了人工智能在医疗领域的落地，并展现出令人兴奋的应用前景。

1.4.1　ChatGPT是个啥?

ChatGPT是OpenAI发布的最新一代的AI语言模型，是自然语言处理（Natural Language Processing，NLP）中一项引人瞩目的进展。这个当今最火爆的AI语言模型，与过去那些智能语音助手的回答模式有很大的不同，ChatGPT出人意料地聪明。与当前的一些人工智能客服相比，ChatGPT真正走向了人工智能，有了我们期待的模样。很多人形容它是一个真正的"六边形战士"——不仅能聊天、搜索、做翻译，还能撰写诗词、论文、代码，甚至能开发小游戏、参加考试、干科研、当医生等。外媒评论称，ChatGPT会成为科技行业的下一个颠覆者。

GPT的英文全称为Generative Pre-trained Transformer（生成式预训练转换器），是一种基于互联网的、可用数据来训练的、文本生成的深度学习模型。ChatGPT"脱胎"于OpenAI在2020年发布的GPT-3。

GPT-3刚问世时，也曾引起相似的轰动。当时，GPT-3也展示出了答题、翻译、写文章，甚至数学计算和编写代码等多种能力。由GPT-3所写的文章几乎达到了以假乱真的地步。GPT-3被认为是当时最强大的语言模型，甚至在当时有网友评价GPT-3"无所不能"。

但现在，ChatGPT所表现出来的能力比GPT-3还要强大，可以说是智商、情商都在线。ChatGPT不仅能进行天马行空的长对话，可以回答问题，还能根据人们的要求撰写各种书面材料，如商业计划书、广告宣传材料、诗歌、笑话、计算机代码和电影剧本等，甚至还可以进行化学用品的模拟研发。简单来说，就是ChatGPT具备了类人的逻辑、思考与沟通的能力，并且它的沟通能力在一些领域表现得相当惊人。

文学创作对ChatGPT而言，更是不在话下。例如，给ChatGPT一个主题，它就可以写出小说框架。我们让ChatGPT以"AI改变世界"为主题写一个小说框架，ChatGPT就能清晰地给出故事背景、主要角色、故事情节和结局。若觉得小说框架还不够完整，则可对ChatGPT进行适当提醒，ChatGPT就能在"调教"之下，继续回答，补充完整。ChatGPT已经具备了一定的记忆能力，能够进行连续对话。有用户体验之后评价称，"ChatGPT的语言组织能力、文本水平、逻辑能力，可以说已经令人惊艳了"。甚至已经有用户打算把日报、周报、总结这些文字工作，交给ChatGPT来辅助完成了。

普通的文本创作，只是最基本的。ChatGPT还能给程序员的代码找Bug（Bug指的是计算机程序中出现的错误，也可以称为缺陷、故障或漏洞）。一些开发者在试用中表示，ChatGPT针对他们的技术问题提供了非常详细的解决方案，比一些搜索软件的回答还要靠谱。美国代码托管平台Replit的首席执行官Amjad Masad在推特上发文称，ChatGPT是一个优秀的"调试伙伴"，"它不仅解释了错误，而且能够修复错误，并解释修复方法"。

ChatGPT还敢于质疑不正确的前提和假设，主动承认错误，主动拒绝一些无法回答的问题和不合理的问题，提升了对用户意图的理解，提高了答题结果的准确性。

在医学领域，美国《科学公共图书馆·数字健康》杂志在2023年2月9日刊载论文称，ChatGPT在没有经过专门训练或加强学习的情况下就能通过或接近通过美国执业医师资格考试（United States Medical Licensing Examination，USMLE）。此外，ChatGPT还在考试中表现出高度的一致性和洞察力。这些结果表明，基于大语言模型的人工智能技术，可能有辅助医学教育，甚至临床诊疗、决策的潜力。

1.4.2　比ChatGPT更强大的版本

ChatGPT的强悍已经让人们足够震惊，而ChatGPT的下一代——GPT-4则让人们进一步感受到，人工智能带来的颠覆或许真的要来了。

事实上，ChatGPT其实只是OpenAI匆忙推出的测试品。据美国媒体报道，2022年11月中旬，OpenAI员工被要求快速上线一款聊天机器人。一位高管称，该聊天机器人将被称为"Chat with GPT-3.5"，两周后将免费向公众开放。这与原本安排不符。近两年，OpenAI一直在开发名为"GPT-4"的更强大语言模型，并计划于2023年发布。2022年，GPT-4还在进行内部测试和微调，做好上线前准备。但 OpenAI 的高管改变了主意。由于担心竞争对手可能会在 GPT-4 之前抢先发布自己的 AI 聊天机器人超越他们，因此，OpenAI 拿出了 2020 年推出的旧语言模型 GPT-3 的强化版本 GPT-3.5，在此基础上进行了微调。这才有了新款聊天机器人 ChatGPT 的诞生。

与 ChatGPT 的匆忙发布不同，GPT-4 是有所准备的结果。根据网传的消息，GPT-4 早在 2022 年 8 月就训练完成了。之所以到 2023 年 3 月才面市，是 OpenAI 需要花 6 个月的时间让它变得更安全。而图像识别、高级推理、强大的文本处理能力，是 GPT-4 的三大特点。

（1）就图像识别功能来说，GPT-4 可以分析图像并提供相关信息。例如，它可以根据食材照片来推荐食谱，为图片生成图像描述和图注等。但是，出于对潜在滥用的担忧，OpenAI 推迟了图像描述功能的发布。也就是说，GPT-4 的图像输入功能还处于尚未公开的预览阶段，目前仅能在 OpenAI 的直播中观看效果。

（2）就高级推理功能来说，GPT-4 能够针对 3 个人的不同情况做出一个会议的时间安排，回答存在上下文关联性的复杂问题。GPT-4 甚至可以讲出一些质量不怎么样、模式化的冷笑话。虽然并不好笑，但至少，它已经开始理解"幽默"这一人类特质了。要知道，AI 的推理能力，正是 AI 向人类思维慢慢进化的标志。

（3）就文本处理能力来说，GPT-4 能够处理超过 2.5 万个单词的文本。GPT-4 在文本处理能力上是 ChatGPT 的 8 倍，并可以用所有流行的编程语言写代码。其实，在随意谈话中，ChatGPT 和 GPT-4 之间的区别是很细微的。但是，当任务的复杂性达到足够的阈值时，差异就出现了，GPT-4 比 ChatGPT 更可靠，更有创意，并且能够处理更细微的指令。

GPT-4 还能以高分通过各种标准化考试：GPT-4 在模拟律师考试中的成绩超出 90% 的人类考生，在俗称"美国高考"的 SAT（Scholastic Aptitude Test）阅读考试中超出 93% 的人类考生，在 SAT 数学考试中超出 89% 的人类考生。而同样面对律师资格考试，ChatGPT 背后的 GPT-3.5 排名在倒数 10% 左右，而 GPT-4 考到了前 10% 左右。

1.4.3　GPT-4意味着什么?

自人工智能诞生以来,科学家们就在努力实现通用AI。而所谓的通用AI,其实就是指应对多种甚至泛化问题的人工智能技术。通用AI将拥有在事务中推理、计划、解决问题、抽象思考、理解复杂思想、快速学习和从经验中学习的能力,能够像人类一样轻松地完成所有这些事情。ChatGPT和GPT-4的成功证明了大模型路线的有效性,这直接打开了通用AI发展的大门,让AI终于完成了从0到1的突破,开启了真正的AI时代。

ChatGPT和GPT-4的成功,根本原因其实是技术路线的成功。在OpenAI的GPT模型之前,人们在进行自然语言处理时,都用的是循环神经网络(Recurrent Neural Network,RNN),然后再加入注意力机制(Attention Mechanism)。所谓注意力机制,就是想将人的感知方式、注意力的行为应用在机器上,让机器学会去感知数据中的重要和不重要的部分。例如,当我们要让AI识别一张动物图片时,最重要该关注的地方就是图片中动物的面部特征,包括耳朵、眼睛、鼻子、嘴巴,而不用太关注背景的一些信息。注意力机制核心的目的就在于希望机器能在很多的信息中注意到对当前任务更关键的信息,而对于其他的非关键信息就不需要太多的注意力侧重。换言之,注意力机制让AI拥有了理解的能力。

但RNN + Attention会让整个模型的处理速度变得非常慢,因为RNN是一个词一个词处理的。所以,才有了2017年谷歌大脑团队的那篇名为"Attention Is All You Need"(《自我注意力是你所需要的全部》)的论文的诞生。简单来说,这篇论文的核心就是"不要RNN,只要Attention"。而这个没有RNN只有Attention的自然语言模型就是Transformer,也就是今天ChatGPT能够成功的技术基础。这个只有Attention的Transformer模型不再是一个词一个词的处理,而是一个序列一个序列的处理,可以并行计算,所以计算速度大大加快,一下子让训练大模型、超大模型、巨大模型、超巨大模型成为可能。

于是,OpenAI在一年之内开发出了第一代GPT,第一代GPT在当时已经是前所未有的巨大语言模型,具有1.17亿个参数。而GPT的目标只有一个，就是预测下一个单词。如果说过去的 AI 是遮盖句子中的一个词，让 AI 根据上下文"猜出"那个词，进行完形填空，那么 GPT 要做的，就是要"猜出"后面一堆的词，甚至形成一篇通顺的文章。事实证明，基于 Transformer 模型和庞大的数据集，GPT 做到了。

特别值得一提的是，在 GPT 诞生的同期，还有另一种更火的语言模型，那就是 BERT。BERT 是谷歌基于 Transformer 模型做的语言模型。BERT 是一种双向的语言模型，通过预测屏蔽子词——先将句子中的部分子词屏蔽，再令模型去预测被屏蔽的子词——进行训练，这种训练方式在语句级的语义分析中取得了极好的效果。BERT 模型还使用了一种特别的训练方式——先预训练，再微调。这种方式可以使一个模型适用于多个应用场景。这使得 BERT 模型刷新了 11 项 NLP 任务处理的纪录。在当时，BERT 直接改变了自然语言理解（Natural Language Understanding，NLU）这个领域，引起了多数 AI 研究者的跟随。

面对 BERT 的大火，GPT 的开发者们依然选择了坚持做生成式模型，而不是去做理解。于是，就有了后来大火的 GPT-3、ChatGPT 和 GPT-4。

从 GPT-1 到 GPT-4，OpenAI 做了两年多时间，用大力出奇迹的办法证明了大模型的可行性，参数从 1.17 亿个飙升至 1.8 万亿个甚至更多，也似乎证明了参数越多，AI 能力越强。

在这样的模型下，开放端口给专业领域的组织合作，以 GPT-4 的学习能力，再结合参数与模型的优化，将很快在一些专业领域成为专家级水平。

人类发展到今天，已经从世界历史中吸收了大量数据，这些数据以不可估量的方式改变了人类大脑中的神经连接。就像我们人类的思考和学习一样，人工智能研究的大语言模型也能够做类似的事情，并有效地引导它们自己的智能。

当 GPT-4 广泛地开放给大众使用后，数以亿计的人涌入与 GPT-4 进行互动，GPT-4 就将获得庞大又宝贵的数据。于是，凭借着比人类更为强大的学习能力，GPT-4 的学习与进化速度正在超越我们的想象。未来，借助各种国际科研期刊与科研资料，AI 就能基于这些前沿研究来为科学家的科研提供分析、建议、模型、推演，甚至可以进行模拟科研的推演。

而一旦我们将人类社会所沉淀的医疗数据信息开发给GPT进行训练，基于GPT的人工智能医生在常规与标准化的诊疗方面超越我们人类医生，将是指日可待的事情。

1.4.4　ChatGPT进军医疗

ChatGPT是Transformer、基于人类反馈的强化学习（Reinforcement Learning from Human Feedback，RLHF）和GPT等相关技术发展的集大成者。它可以被理解为NLP领域的结晶，也可以被理解为通过深度学习，进而理解文本，同时生成类似于人类所创造文本的人工智能模型。ChatGPT强悍的性能令世界震惊，在ChatGPT的热潮席卷各行各业之时，它也来到了医疗行业。

例如，美国执业医师资格考试以难度大著称，而美国研究人员测试后却发现，聊天机器人ChatGPT无须经过专门训练或加强学习就能通过或接近通过这一考试。参与这项研究的研究人员主要来自美国医疗保健初创企业安西布尔健康公司（AnsibleHealth）。他们在美国《科学公共图书馆·数字健康》杂志刊载的论文中说，他们从美国执业医师资格考试官网2022年6月发布的376个考题中筛除基于图像的问题，让ChatGPT回答剩余的350道题。这些题类型多样，既有要求考生依据已有信息给患者下诊断这样的开放式问题，也有诸如判断病因之类的选择题。两名评审人员负责阅卷打分。结果显示，在3个考试部分，去除模糊不清的回答后，ChatGPT得分率在52.4%至75%之间。而得分率在60%左右即可视为通过考试。其中，ChatGPT有88.9%的主观回答包括"至少一个重要的见解"，即见解较新颖、临床上有效果且并非人人能看出来。研究人员认为，"在这个出了名难考的专业考试中达到及格分数，且在没有任何人为强化（训练）的前提下做到这一点"，这是人工智能在临床医学应用方面"值得注意的一件大事"，显示"大语言模型可能有辅助医学教育，甚至临床决策的潜力"。

　　除通过医考外，ChatGPT 的问诊水平也得到了业界的肯定。《美国医学会杂志》（*The Journal of the American Medical Association*，*JAMA*）发表研究性简报，针对以 ChatGPT 为代表的在线对话人工智能模型在脑血管疾病预防建议方面的使用合理性进行探讨，表示 ChatGPT 具有辅助临床工作的潜力，有助于加强患者教育，减少医生与患者沟通的壁垒和成本。

　　过程中，根据现行指南对脑血管疾病三级预防保健建议和临床医生治疗经验，研究人员设立了 25 个具体问题，涉及疾病预防概念、风险因素咨询、检查结果和用药咨询等。针对每个问题均向 ChatGPT 提问 3 次，记录每次的回答内容。每个问题的 3 次回答都由 1 名评审员进行评定，评定结果分为"合理"、"不合理"或"不靠谱"。3 次回答中只要有 1 次回答有明显的医学错误，可直接评定为"不合理"。结果显示，ChatGPT 回答的合理概率为 84%（21/25）。仅从这 25 个问题的回答来看，在线对话人工智能模型回答脑血管疾病预防问题的结果较好，具有辅助临床工作的潜力。

　　显然，ChatGPT 与其他人工智能工具不同。事实上，它很像医生解决问题的方式：从一个大型数据库开始（对医生来说，数据来自课堂、已经发表的研究和专业经验；对 ChatGPT 来说，数据是数字出版材料的总和），医生会回忆或查找符合病人症状的相关信息，ChatGPT 则使用大量参数来精确定位合适的文本。

　　当然，ChatGPT 在医疗场景中的应用远不止于此。GPT 是一项极具韧性的技术，它本身可以有非常多的应用，只要稍经改动便可以迁移到其他领域，同时产生良好的结果。尽管当前 ChatGPT 主要应用于文本对话领域，但未来融合语音、文本、图像信号的多模态交互技术可能会成为未来行业研究的热点方向。全球最快的图像生成应用 Stable Diffusion 便是一个成功的应用案例。Stable Diffusion 可以通过文字描述生成图片，实现 1 秒出图。如果在医学影像 AI 上能够应用类 GPT 技术，通过建立起文本与图像之间的联系，反过来将图像上的关键信息转换为准确的文字信息，那么或许能进一步提升医生检测效率和检测能力。

　　从医学教育的过程来看，医学生和住院医生是通过结合教科书、期刊论文、课堂指导和观察熟练的临床医生来学习医疗技能的。而以ChatGPT为代表的AI大模型也能够遵循同样的方法。一旦ChatGPT连接到床边的病人监护系统，就可以访问实验室数据并听到医患之间的互动，该应用程序将开始预测最佳的一系列临床步骤。每次ChatGPT将这些决定与电子健康记录中的临床记录和主治医生的指令进行比较时，它都会学习和改进。大一的医学生需要经过十年以上时间的教育和培训才能技术娴熟。未来几代的ChatGPT将在几个月或更短的时间内完成这一过程。随着时间的推移，ChatGPT将不断改进并解决越来越复杂的医疗问题。

1.5 从曲折前进到拐点之年

随着人工智能技术的加速成熟，人工智能在医疗领域的应用场景不断丰富，为疾病检测、诊断及治疗模式带来深刻变革，为提升居民健康质量提供新方式。不过，一直以来，医疗AI的商业化难题也限制着医疗AI的进一步发展。而今天，对也曾经历波峰的医疗AI而言，ChatGPT和GPT-4的成功无疑是一个绝佳的机会。

1.5.1　医疗AI的起落

1. 医疗AI的发展

事实上，很早之前，医疗AI就已经启动。

（1）1978—2013年是医疗AI的萌芽阶段，我国开始进行医疗AI领域的研究开发，整体以临床知识库为主。1978年，"关幼波肝病诊疗程序"的开发被认为是我国首次将医学专家系统应用到传统中医领域。此后，"中国中医治疗专家系统""林如高骨伤计算机诊疗系统""中医计算机辅助诊疗系统"等医疗AI雏形产品相继涌现。

（2）2014—2019年是医疗AI的起步阶段。2014年以来，我国医疗AI领域创投热度持续升温，2018年投资案例数达到近年来最多，有197起。

2018年，HC3i盘点了超过120家中国医疗AI初创企业，应用场景覆盖医学影像、辅助诊断、健康管理、药物挖掘等八大领域。同时期，外媒也曾列举过105家医疗AI初创企业，其中包括IBM、谷歌等投资的企业。我国人工智能技术加速突破，AI医学影像厂商阵营逐渐壮大，人工智能技术在新药研发、基因检测等领域的融合不断加深，新产品相继问世。头部厂商凭借技术、资源等优势逐步构筑竞争壁垒。

（3）2020年至今，医疗AI则进入商业化探索阶段。2020年1月，第一张医疗AI产品三类证落地颁发，2020年医疗AI行业合计落地10张国家药品监督管理局（National Medical Products Administration，NMPA）三类证，开启医疗AI商业化元年。2021年，科亚方舟、推想医疗、数坤科技等企业相继递交招股书，医渡科技、鹰瞳科技正式登陆港交所，医疗AI开始进入商业化探索阶段。

2. AI 在医疗场景落地面临的商业化困境

在我国，虽然医疗AI近年来被资本热捧，单是2020年一年，医疗AI领域的投资就高达64亿元，但是资本热捧改变不了AI在医疗场景落地面临的商业化困境。究其原因，首先，系统标准化程度低。经历了30多年的发展，医院信息系统（Hospital Information System，HIS）逐渐迭代完善，走到今天，受到不同历史时期技术的限制及不同体系医院需求的影响，各厂商版本均有不同程度的差异，每家医院的HIS都是不完全一样的。对于医疗AI产品，进医院的第一步就是先搞清楚每家医院的HIS，包括功能、流程和数据，再进行有针对性的开发。而这个过程耗时、费力，而且难度很大，需要医疗AI产品厂商消耗大量的人力成本和时间成本，弥合这个历史带来的必须要面对的行业现状。其次，数据标准化程度低。近年来，医院开始推进互联互通，搭建数据中心，渐渐开始重视数据治理工作。然而，一千家医院有一千种数据管理方式、数据存储结构、数据呈现方法，结果拿到的数据有不同的存储格式、架构和标准，数据一致性、完整性和准确性都很难保证。最后，交付能力弱，这也是最重要的原因所在。而导致交付能力弱的根本原因，还是在于人工智能依然停留在智能不智的层面。显然，随着人工智能技术的普及发展，人工智能不再需要诺贝尔奖级别的创新，而需要将现有的技术产品化、商业化，创造出真正的价值。但由于部分人工智能企业及媒体传播的夸大，导致人工智能仍然青涩的能力在某些领域存在被夸大的情况。

市场对人工智能寄予过高的期望，而实际的产品体验却往往欠佳。人们对人工智能能力、易用性、可靠性、体验等方面的要求都给当前的人工智能技术带来了更多的挑战。

目前，人工智能能够真正商业化处理的还只是对数据或信息的归类、识别，以及一些简单特定问题的机器回复。例如，以交通事故来说，在全程监控的道路上发生交通事故，人工智能需要的是能够读懂交通法规，依据全程录制的行车与道路情况做出识别，并依据交通法规做出判定，这样的人工智能才是人工智能应该有的样子。又如，虽然各种在线平台都推出了人工智能客服，但是现在这种人工智能客服更直观的理解是标准化问题的程序主动回复，超出标准化的问题，人工智能客服就不再智能，而需要人工。

当前的人工智能高度依赖数据，但数据积累、共享和应用的生态仍然比较初级，这直接阻碍着人工智能部分应用的实现。此外，人工智能作为一种新的技术，在市场上的应用无疑需要长期与实体世界和商业社会进行磨合，避免意外的情况发生。

1.5.2　破局之路，行则将至

医疗 AI 苦于商业化难题久矣，ChatGPT 的成功无疑是一个机会。ChatGPT 具有强大的信息整合能力和语言组织能力，并具有接近于人类的常识、认知和价值观，这都让用户更愿意接纳它。以 ChatGPT 和 GPT 技术为代表的 AI 大模型，将为医疗 AI 提供了新的机遇和突破口，推动医疗AI 进入全新的智能阶段。

首先，医院将成为未来医疗 AI 应用最为广泛的领域之一。未来，随着通用 AI 大模型的发展和应用，医疗 AI 将更好地为医院提供智能化服务和支持。医疗 AI 将会对医院的工作流程、医疗质量和工作效率产生重要影响。医疗 AI 可以大大提高医院的工作效率。例如，医疗 AI 可以通过自动化诊断流程减轻医生的工作负担，提高医生的工作效率。医疗 AI 还可以提高医院的医疗质量。通过分析大量的医疗数据和知识，医疗 AI 可以为医生提供更准确的诊断和治疗建议。此外，医疗 AI 还可以为医院提供智能化的管理和监控服务，帮助医院更好地管理和控制医疗过程，从而提高医院的管理效率和医疗质量。

其次，医疗 AI 将给健康管理注入新的活力。未来，随着通用 AI 大模型的发展和应用，医疗 AI 将在健康管理中发挥更为重要的作用。医疗 AI 可以通过分析个人的健康数据和行为，为健康管理提供更为智能和个性化的服务与支持。在今天，很多人患有两种或两种以上的慢性疾病，这些疾病每天都影响着他们的健康。这些患者需要的是持续的日常监测和护理。但传统的面对面医疗体系并没有为他们提供这种服务。这就是未来人工智能可以发挥巨大作用的地方。未来，被改进过的 GPT 技术的加入，将能够全天候监测患者，并提供持续的医疗专业知识。这将有助于预防心脏病、高血压和糖尿病等慢性疾病，并最大限度地减少致命的并发症。GPT 技术可以与可穿戴设备和支持性消费技术同步，提供全天候监控，也可以将可穿戴设备的读数与每个患者的医生预先设定的预期范围进行比较，从而在出现问题时向患者和医生发出警报。另外，GPT 技术还能提醒在家的患者何时应该进行预防性筛查、补充药物或每日锻炼。

再次，药物研发是医疗 AI 应用的另一个重要领域。未来，随着通用 AI 大模型的发展和应用，医疗 AI 将在药物研发中发挥更为重要的作用。医疗 AI 可以通过分析大量的医疗数据和知识，为药物研发提供更加准确和高效的方法和工具。医疗 AI 可以通过分析大量的医疗数据，发现疾病发展规律和治疗方法的关联，从而为新药研发提供更准确的方向和思路。医疗 AI 还可以通过模拟和仿真技术，加速新药研发的进程。此外，医疗 AI 还可以为药物临床试验提供更加准确和高效的方法和工具，从而提高临床试验的效率和成功率。

最后，医疗 AI 还可以为医学教育提供全新的学习方式和教学工具。

医疗AI可以通过智能化的学习和教育方式，帮助医学生更好地掌握医学知识和技能。医疗AI可以为医学生提供智能化的学习辅助工具。例如，医疗AI可以通过自然语言处理技术，帮助学生更好地理解医学文献和知识；医疗AI还可以通过模拟和虚拟现实技术，为学生提供更真实的医学实践环境，帮助学生更好地掌握医学技能和操作技巧。医疗AI还可以为医学生提供智能化的评估和反馈服务，帮助学生了解自己的学习情况和不足之处，从而更好地提高自己的医学水平。

ChatGPT就像一道火光闪过，让人们重新审视AI技术，并学会如何与之进行对话。ChatGPT也为医疗AI提供了方向指引，ChatGPT对医疗AI的颠覆，是综合而又全面的，是从医疗到医药、从诊断到治疗的全过程的颠覆。

技术篇

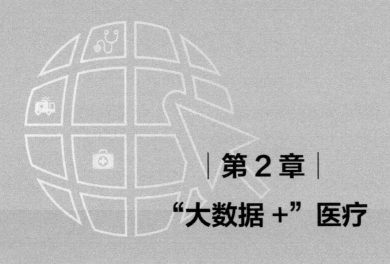

第 2 章

"大数据 +" 医疗

2.1 大数据，大价值

搭上人工智能的医疗，要走上发展快车道，离不开"大数据"这把金钥匙。如果把医疗 AI 比作一幢大厦，那么，大数据就是这幢大厦的地基，万丈高楼平地起，没有坚固的地基，空中楼阁难以触及；甚至，大数据还可以说是这幢大厦的砖瓦，没有充足的砖瓦，海市蜃楼不长久。一个小小的比喻，让大数据或者说医疗大数据的重要性不言而喻。这让我们在探究医疗 AI 之前不得不先去认识一下如此风靡的大数据。

2.1.1 什么是大数据？

大数据，顾名思义，就是大量的数据。大数据技术是通过获取、存储、分析手段，从大容量数据中挖掘价值的一种全新的技术架构。

从数据的体量来看，传统的个人计算机处理的是 GB、TB 级别的数据，而大数据处理的是 PB、EB、ZB 级别的数据。

如果一块 1 TB 的硬盘可以存储大约 20 万张照片或 20 万首 MP3 音乐，那么 1 PB 的大数据需要大约 2 个机柜的存储设备，存储约 2 亿张照片或 2 亿首 MP3 音乐。1 EB 的大数据则需要大约 2000 个机柜的存储设备。

当前，全球数据量仍在飞速增长。根据国际机构 Statista 的统计和预测，2023 年全球数据产生量预计达到 93.8 ZB，而到 2035 年，这一数字将达到2142 ZB，全球数据量即将迎来更大规模的爆发。换言之，大数据时代已真正来临。大量的数据增长来自每人每天的日常行为：查天气、查股票、查地图导航、网络购物、网络聊天、刷微信朋友圈、转发、点赞等。2015年，每人每天的数据交互行为为218次，而到2025年，预计每人每天的数据交互行为将飙升到4785次。

除了体量之大，大数据真正的"大"还在于其发挥的价值之大。早在1980年，美国著名未来学家阿尔文·托夫勒在他的著作《第三次浪潮》中，就明确提出"数据就是财富"，并且将大数据称为"第三次浪潮的华彩乐章"。大数据的核心本质就是价值。这种价值在人工智能时代的意义越来越重大，已经不仅仅是用于大数据的用户行为分析与商业价值挖掘，更重要的是用于人工智能应用的训练。

牛津大学互联网研究所维克托·迈尔-舍恩伯格教授指出，大数据所代表的是当今社会所独有的一种新型的能力——以一种前所未有的方式，通过对海量数据进行分析，获得有巨大价值的产品、服务和见解。通过大数据处理和分析，人们就能获得客户、友商、产品、渠道在各个维度的信息情报，借此为创新应用模式及商业模式的设计提供研判线索和技术基础。

大数据的价值在新冠疫情防控中也得到体现。例如，在疫情趋势研判、流行病学调查、舆情信息动态、人员迁徙和车辆流动、资源调配和物流运输等方面，通过政企合作开发大数据分析产品或服务，为政府、企业和公众提供实时动态的信息以辅助决策；诸多大数据企业和互联网平台发挥大数据技术的优势，为人们提供线上教育、在线医疗、远程办公、无接触外送、在线娱乐等服务，大批中小微企业开启数字化转型。

当前，大数据正在给整个社会带来从生活到思维上的革命性变化：企业和政府的管理人员在进行决策时，会出现从"经验即决策"到"数据辅助决策"再到"数据即决策"的变化；人们所接受的服务，将以数字化和个性化的方式呈现，借助三维打印（又称3D打印）技术和生物基因工程，零售业和医疗业亦将实现数字化和个性化的服务；以小规模实验、定性或半定量分析为主要手段的科学分支，如社会学、心理学、管理学等，将向大规模定量化数据分析转型；将会出现数据运营商和数据市场，以数据和数据产品为对象，通过加工和交易数据获取商业价值；人类将在哲学层面重新思考诸如"物质和信息谁更基础？""生命的本质是什么？""生命存在的最终形态是什么？"等本体论问题。

作为一种商品，数据可以买卖，可以增值，更重要的是还可以用于训练。这不仅是大数据时代的特征，更是人工智能时代的特征。国际市场上的数据交易大致开始于2008年，一些前瞻性的企业开始加大对数据业务的投入。初见端倪的数据应用新业态包括"数据市场""数据银行""数据交易公约"等，知名数据服务商则有微软数据市场、亚马逊公共数据集、甲骨文在线数据交易等。国内数据交易起步于2010年左右。2015年9月，我国发布的《促进大数据发展行动纲要》中明确提出，要引导培育大数据交易市场，开展面向应用的数据交易市场试点，探索开展大数据衍生产品交易，建立健全数据资源交易机制和定价机制。

综上所述，我们对大数据的概念基本能有一个全方面的认识。大数据不是数据量的简单刻画，也不是特定算法、技术或商业模式上的发展，而是从数据量、数据形态和数据分析处理方式到理念和形态上重大变革的总和。大数据具有大价值，这也是为什么今天社会各界如此关注大数据的原因所在。

2.1.2 大数据和人工智能

在英国政府2017年发布的《在英国发展人工智能产业》报告中，对于大数据和人工智能的关系，用一句话进行了简要概括：数据是为了开发人工智能，人工智能是为了管理数据（Data for developing AI，AI for managing data）。该报告指出，正是数据的快速增长催生出人工智能，获取大量数据和特定数据是成功训练机器学习算法的关键。在有关机器学习的报告中，英国皇家学会指出，如果要在一个行业中使用人工智能，则必须使用与该行业相关的数据来培训人工智能。如果缺乏相关性和高质量的数据，那么人工智能将无法得到发展。若训练数据的可用性提高，则人工智能算法的准确性也会相应提高。日益增大的数据量使得人工智能变得尤为必要，有些部门的数据量已经大到只有人工智能有能力处理的程度。

可以说，大数据和人工智能是密不可分的两项技术。一方面，人工智能的发展需要有大数据支撑。在过去，人工智能由于处理器的运行速度慢、数据量小而不能很好地工作。而今天，大数据为人工智能提供了海量的数据，使得人工智能技术有了长足的发展，能够实现计算机数据信息分类存储目标，扩展数据信息存储容量，全面提升计算机网络系统的活跃度。另一方面，大数据挖掘少不了人工智能技术的支持。大数据的"数据"可以分为结构化数据、非结构化数据与半结构化数据。结构化数据是指企业的客户信息、经营数据、销售数据、库存数据等存储于普通数据库之中的数据，专指可作为数据库进行管理的数据。例如，填写的表格中的数据就是结构化数据。非结构化数据是指不存储于数据库之中的数据，包括电子邮件、文本文件、图像、视频等数据。目前，非结构化数据激增，企业数据的80%左右都是非结构化数据。随着社交媒体的兴起，非结构化数据更是迎来了爆发式增长。半结构化数据则是指一些XML或HTML格式的数据。从大数据挖掘角度来看，大数据的分析并不简单，尤其是非结构化数据。文本挖掘需要自然语言处理技术，图像与视频解析需要图像解析技术。如今，语音识别技术也不可或缺。这些都是传统意义上人工智能领域所研究的技术。

总的来说，大数据和人工智能二者相辅相成、相互连接，才有了今天人工智能的持续进化给人们带来的惊喜。对于人工智能医疗，或者人工智能医生的打造，数据与技术也同样是相互驱动的要素。

2.2 当医疗接轨大数据

随着信息技术的快速发展，各类数据急剧增长，数据资源与自然资源一样，已成为重要的战略资源，人类社会进入大数据时代。大数据时代下的医疗活动，如就诊治疗、医学研究、健康保健和卫生管理等，时刻在产生大量的医疗数据。

医疗大数据是医生对患者进行诊断和治疗过程中产生的数据，包括患者基本数据、电子病历、诊疗数据、医学影像数据、医学管理数据、经济数据、医疗设备和仪器数据等。不断数据化的信息，在使医院数据库信息容量不断膨胀的同时，也对疾病及病人的管理、控制和医疗研究起到了积极的作用，意义重大。

通过对医疗大数据的分析和加工，就可以挖掘出疾病诊断和治疗、公共卫生服务等方面的重要价值。医疗大数据的应用并不仅仅是在信息化时代才出现的。早在 19 世纪，英国流行病学家、麻醉学家约翰·斯诺（John Snow）博士运用近代早期的数据科学，记录每天的死亡人数和患病人数，并将死亡者的地址标注在地图上，绘制了伦敦霍乱暴发的"群聚"地图。霍乱在过去被普遍认为是由"有害"空气导致的。斯诺通过调查数据的汇总，确定了霍乱的元凶是被污染的公共水井，并同时奠定了疾病细菌理论的基础。可以说，现代医学就是基于数据的医学，是基于大数据的医学。

2.2.1　医疗数据从哪里来?

随着医疗卫生信息化建设进程的不断加快，医疗数据的类型和规模也在以前所未有的速度迅猛增长。医疗大数据主要由结构化数据和非结构化数据构成，且以非结构化数据为主。不过，如此具有特殊性、复杂性的庞大的医疗大数据，其搜集如果仅靠个人甚至个别机构，那基本是不可能完成的任务。那么这些数据到底是怎么产生的? 又都来自哪里呢?

经过简单的梳理，这些数据的来源大致可以分为4类。

（1）患者就医过程中产生的信息。从患者进入医院开始，在挂号环节便将个人姓名、年龄、住址、电话等信息输入数据库；随后在就医环节，患者的身体状况、医学影像等信息也将被录入数据库；看病结束后，在患者结算的过程中，费用信息、报销信息、医保使用情况等信息被添加到医院的数据库中。这将形成医疗大数据最基础也是最庞大的原始资源。

（2）临床医疗研究和实验室的数据。临床医疗研究和实验室的数据整合在一起，将形成庞大的医疗数据集。一张普通的CT影像含有大约150 MB的数据，一张标准病理图的数据量则接近5 GB。如果将这些数据量乘以人口数量和平均寿命，那么仅一个社区医院累积的数据量就可达数万亿字节甚至数千万亿字节（PB）之多。

（3）药物研发产生的数据。药物研发所产生的数据是相当密集的，从分子设计到临床试验，每个环节都会产生大量的数据。根据*Nature Biotechnology*发表的一篇论文，药物研发过程中产生的数据量已经远远超过了天文学、基因组学等领域。该论文中提到，到2020年，全球每年产生的生物医学数据量已经达到2.8 ZB，其中大部分是药物研发产生的数据。

（4）智能可穿戴设备带来的健康管理数据。随着移动设备和移动互联网的飞速发展，便携式的可穿戴医疗设备正在普及。各种智能可穿戴设备的出现，使得血压、心率、体重、体脂、血糖、心电图等健康体征数据的监测都变为可能，个体健康信息都可以直接连入互联网。除健康体征数据外，还有其他智能设备收集的健康行为数据，如每天的卡路里摄入量、喝水量、步行数、运动时间、睡眠时间等。由此将实现对个人健康管理数据随时随地的采集，而带来的数据量将更是不可估量的。

2.2.2　医疗大数据有什么特性？

1. 大数据的特性

规模巨大的临床试验数据、疾病诊断数据及居民健康管理数据等汇聚在一起所形成的医疗大数据，已然呈现出其作为大数据的特性。

（1）数据规模大。一张CT影像含有大约150 MB的数据，而一个基因组序列文件的大小约为750 MB，一张标准的病理图则大得多，接近5 GB。

（2）数据增长快速。一方面，医疗信息服务包含大量在线或实时数据的分析处理，如临床决策支持中的诊断和用药建议、流行病分析报表生成、健康指标预警等；另一方面，得益于信息技术的发展，越来越多的医疗信息被数字化，而未来，医疗健康领域数据的增长速度还将更快。

（3）数据价值巨大。毋庸置疑，数据是资源，是资产。医疗大数据与每个人的个人生活息息相关，对这些数据的有效利用更关系到国家乃至全球的疾病防控、新药研发和顽疾攻克的能力。

2. 医疗大数据将有的特性

除大数据所具有的特性外，医疗大数据还具有多态性、不完整性、时间性及冗余性等医疗领域特有的一些特性。

（1）多态性。医疗大数据包括纯数据（如体检结果、化验结果）、信号（如脑电信号、心电信号等）、影像（如CT影像、MRI影像等）、文字（如主诉、现病史、既往史、过敏史、检测报告等），以及用于科普、咨询的动画、语音和视频信息等多种形态的数据，这是区别于其他领域数据的最显著特性。

（2）不完整性。医疗数据的搜集和处理过程经常相互脱节，这使得医疗数据库不可能对任何疾病信息都能全面反映。大量数据来源于人工记录，导致数据记录的偏差和残缺，许多数据的表达、记录本身也具有不确定性，病例和病案尤为突出。这些都造成了医疗大数据的不完整性。

（3）时间性。患者的就诊、疾病的发病过程在时间上有一个进度，医学检查的波形、影像都是时间的函数，这些都具有一定的时序性。

（4）冗余性。医疗数据量大，每天都会产生大量信息，其中可能包含重复、无关紧要甚至相互矛盾的记录。其中就牵涉到数据的清洗，从海量的医疗数据中清洗出具有价值的医疗数据信息。

2.3 医疗大数据走向价值输出

经过数据的原始积累，并逐步走向成熟的医疗大数据，无疑将给医疗带来巨大价值。从应用场景来看，结合了人工智能的医疗大数据已经在辅助诊疗、健康管理、药物研发、医学研究、医院管理方面有了诸多成就。

2.3.1 辅助诊疗

通过收集医院各信息化子系统的临床数据，将疾病的表征、患者体征和治疗方式的数据存储起来，建立特定疾病的数据库。再根据数据的智能分析，可以对患者进行多种诊疗措施比较分析，制定有效的诊疗路径，帮助医生进行决策。在辅助诊疗中，人工智能起到了关键的作用，它可以通过对知识的学习，进一步提炼数据的价值。辅助诊疗的应用场景包含一系列辅助诊疗工具，如电子病历、影像组学、智能问诊等。

1. 电子病历

电子病历是以医疗信息学为基础，将以自然语言方式录入的计算机不能识别的病历文本、诊断结果等医疗数据，根据医学语境使用自然语言理解、机器学习、知识图谱技术转换为可存储、查询、统计、分析和挖掘的数据结构。结构化电子病历的优势十分明显。医生在诊疗过程中需要很多相关信息的辅助，最重要的信息来源是患者的各种临床检验、检查数据。这些检验、检查数据汇入疾病数据库之后，能够形成疾病辅助决策支持，进一步指导医生的工作，从而准确地判断疾病，给出诊疗方案。

2. 影像组学

影像组学的概念起源于肿瘤学领域，之后其外延扩大到整个医学影像领域，即从CT影像、MRI影像、正电子发射体层成像（Positron Emission Tomography，PET）影像和单光子发射计算机体层摄影（Single Photon Emission Computed Tomography，SPECT）影像等医学影像中高通量地提取大量影像信息，实现感兴趣区（通常指病灶）图像分割、特征提取与模型建立，凭借对海量影像数据信息进行更深层次的挖掘、预测和分析来定量描述影像中的空间时间异质性，揭示出肉眼无法识别的影像特征。影像组学可直观地理解为将视觉影像信息转换为深层次的特征来进行量化研究。

理解医学影像，提取其中具有诊断和治疗决策价值的关键信息是诊疗过程中非常重要的环节。以往，医学影像前处理和诊断需要四五名医生参与。而基于影像组学与大数据技术，再训练人工智能对医学影像进行分析，只需要一名医生参与质控及确认环节，这对提高医疗行为效率有很大帮助。将影像组学解读为"数据语言"，人工智能辅助阅片作用于疾病早筛及诊断，已经成为医学影像必然的发展方向。

3. 智能问诊

智能问诊是模拟医生问诊流程，与患者进行多轮交流，依据患者的症状提出可能出现的问题，反复验证，给出建议。智能问诊可辅助基层医生进行初步决策；人机对话记录也可作为资料，提高线下就诊效率。智能问诊应用是通过收集与分析海量医疗数据、专业文献，构建医学知识库，经人工智能的产品设计实现的。智能问诊系统在该过程中收集并整理的大量症状描述，又可以作为训练数据优化机器学习成果，从而使智能问诊结果更准确。

大数据还为在线问诊提供了技术支撑。新冠疫情下，对于有发热、咳嗽等不适反应的民众，无法及时准确判定自己是否感染新冠病毒，而如果所有不适的人员均前往医院就诊，势必给医院带来巨大负担，同时也将增加疫情防控工作的难度。此时，在线问诊系统及时解答民众对身体异常情况的疑问尤显必要。平安智慧医疗互联网医院可支持匹配本地医生资源，横向可覆盖疫情自查、疫情动态、疫情分析，以及在线预约、在线咨询、在线诊疗、在线支付、药品配送等全业务场景，纵向可支持慢病管理、孕产服务等专科化服务，助力各级卫生健康行政部门在疫情防控中做好互联网诊疗咨询服务，让人民群众获得及时的健康评估和专业指导。

尽管这些基于大数据的在线诊疗技术距离真正的人工智能医疗还有一定的差距，但至少让我们看到了借助人工智能技术可以极大地改善医疗产业，提高诊疗水平，提升医疗效率，具有实现精准医疗的可能。而随着OpenAI基于大模型语言系统人工智能技术的突破，让人工智能医生的设想不再停留在构想阶段，结合大模型与医疗数据的训练，将在真正意义上打造出超级全科人工智能医生。

2.3.2　健康管理

健康管理是指对个人或群体的健康进行全面监测、分析、评估，并提供健康咨询和指导及对健康危险因素进行干预的全过程。健康管理的核心是健康风险的评估和控制。新型健康管理系统是利用云计算、大数据、人工智能技术充分挖掘大量人群健康状态的数据，针对不同的健康状态个性化地干预健康诊断指标体系，可成功地阻断、延缓，甚至逆转疾病的发生和发展进程，从而达到维持健康状态、"治未病"的目的。

过去的医疗大数据应用大多和疾病相关，是对患者的疾病体征、治疗方案等进行数据搜集。例如，对于慢病管理，对患者的行为习惯、用药记录进行智能监护和跟踪。在糖尿病管理领域，微糖就是一家提供血糖健康解决方案的慢病管理公司。微糖通过慢病管理软件收集了海量糖尿病患者的血糖数据，研发完成连接专业医护团队和患者的天雁系统。微糖天雁系统基于亚洲糖尿病基金会超过十年的大数据积累，通过专利算法提供并发症风险的预测和分析。微糖还引进业界领先的动态血糖技术雅培"瞬感"，基于动态的数据分析和服务产品，提供针对糖尿病患者的血糖健康解决方案，帮助患者稳定血糖。

当下，基于人工智能的健康大数据管理更需要侧重于日常健康监测、体检数据、心理数据、运动数据、营养数据及基因大数据。通过实时的数据分析实现健康人的前瞻性潜在健康风险管理，让人不生病、少生病，这是医疗大数据应用的终极方向。基于人工智能的健康管理模型，借助物联网、智能医疗器械、智能可穿戴设备，实时收集人们的健康大数据，通过对体征数据的监控，结合人工智能健康管理模型的监测、模拟、推演，实现真正意义上的健康管理。

基于人工智能的健康管理模型，结合大数据的动态变化数据，给出个性化、有针对性的健康管理方案的关键在于数据质量。在优质数据源的基础上，若能实现随访信息动态记录，则更有助于提升结果准确性、方案专业性，使得企业在这一赛道的竞争中凸显优势。目前，针对某些特定慢性疾病推出的家庭检测包（通常包含可穿戴设备、健康报告）已崭露头角，慢病管理仍是未来一段时间内的热门场景。

当然，核心还在于两个方面：一方面是人工智能健康管理医生，或者健康管理专家模型的打造；另一方面则是基于可穿戴设备的健康管理监测设备的优化与普及。

2.3.3　药物研发

在药物研发方面，大数据分析技术的妥善运用，能够全面体现出药物的治疗效果。通过医疗、医药大数据，利用人工智能深度学习能力的算法系统，对研发药物中各种不同的化学物质进行分析，预测药物研发过程中的安全性、有效性和副作用等，可以有效地降低药物研发成本，缩短研发周期，降低药物价格。

与传统的医疗药物作用跟踪相比较而言，大数据分析技术能通过分析临床试验注册数据与电子健康档案，优化临床试验设计，招募适宜的临床试验参与者。通过分析临床试验数据和电子病历，辅助药物效用分析与合理用药，降低耐药性、药物相互作用等带来的影响。通过及时收集药物不良反应报告数据，加强药物不良反应监测、评价与预防。通过分析疾病患病率与发展趋势，模拟市场需求与费用，预测新药研发的临床结果，帮助确定新药研发投资策略和资源配置。

例如，2021年初，德国制药公司勃林格殷格翰（Boehringer Ingelheim）与谷歌量子人工智能实验室（Google Quantum AI Lab）达成重要合作，双方将合力研究与实现药物研发领域量子计算的前沿应用，特别是在分子动力学模拟领域。尽管谷歌在大语言模型技术层面，或者说生成式语言技术层面没有构建绝对的领先地位，但谷歌（包括其母公司Alphabet）在医疗健康领域，尤其是人工智能药物研发领域已经占据一席之地，其业务涵盖小分子药物发现、临床前和临床研究、人工智能驱动的医疗保健、免疫疗法和疫苗开发等多个方向。

尤其是在制药方向，谷歌在AI领域的专业知识使其具有发现候选药物的独特优势。尤其是谷歌的AI在蛋白质结构方面，曾经根据氨基酸序列预测蛋白质三维结构是一项"不可能的任务"，但以AlphaFold2为代表的人工智能却改变了这种局面。2020年，AlphaFold2在第14届国际蛋白质结构预测竞赛（CASP14）中，对大部分蛋白质结构的预测与真实结构只差一个原子的宽度，达到了人类利用冷冻电子显微镜等复杂仪器观察预测的水平。2021年，AlphaFold2成功破解了困扰人类长达50年之久的蛋白质折叠问题，被《科学》（Science）杂志评为年度科学突破。而到了2022年，DeepMind官方网站发布AlphaFold2最新进展：通过与欧洲生物信息研究所 [EMBL-European Bioinformatics Institute，EMBL-EBI，欧洲分子生物学实验室（European Molecular Biology Laboratory，EMBL）的一部分] 合作，AlphaFold2已经确定了地球上几乎所有已知生物体中大约2亿种蛋白质的结构，并能够预测出98.5%的人类蛋白质结构。

2023年4月20日，美国生物技术公司莫德纳在官网宣布，其与IBM公司达成一项协议，将合作探索使用量子计算和人工智能等下一代技术，加速推进信使核糖核酸（messenger RiboNucleic Acid，mRNA）的研究。根据所公布的协议信息，莫德纳将加入IBM量子加速器计划（IBM Quantum Accelerator Program）和IBM量子网络（IBM Quantum Network）。IBM方面将向莫德纳提供量子计算系统的访问权限，协助其探索和创造新的mRNA疫苗和疗法。另外，IBM的人工智能模型MoLFormer可以帮助科学家们了解潜在的mRNA药物的特征。两家公司将结合最先进的配方与生成式人工智能（Generative AI）来设计具有安全性和有效性的mRNA药物。

这让我们看到结合了量子计算、基于人工智能的药物研发系统，配以先进的生物医药研发技术，将会引发药物从研发、生产到临床的深度变革。这将带领我们人类在疾病治疗上，不仅能够实现个性化的药物定制，而且能够实现快速的药物定制研发、生产和应用。

2.3.4 医学研究

在传统的临床研究模式下，不论是提出科学问题，还是实验设计、数据采集、数据处理分析、结果验证，都是一项耗费大量人力、财力和时间的工作，严重制约临床科研成果的产出效率。在大数据背景下，以电子病历数据为主的医疗大数据规范应用，结合数据挖掘、智能化分析方法，为临床科研有效建立了基于真实世界数据和数据挖掘技术的科研思路和科研方法。以数据为重点赋能临床和管理决策，医疗大数据在临床科研中的应用场景不断丰富，如探索疾病关联关系、进行临床预测、建立医疗质量监测评估及助力专科疾病研究等。

（1）在探索疾病关联关系方面，多学科、多维度数据是患者健康信息的主要特点，将离散的数据进行整合与规范化，对大量、关联性的疾病数据进行分析整理，建立疾病、症状、诊断、用药、手术、检查、检验之间的相关关系，形成知识图谱，可以探索疾病的关联关系，进行诊疗效果比较、合并用药研究、疾病特征和患者分析，有利于加深对疾病的了解，拓展科研发现，辅助临床诊断。

（2）在进行临床预测方面，医疗大数据的优势在于有大量的真实世界数据用于模型建立及临床预测。例如，通过统计和展示各类疾病的症状，可以监控疾病的治疗效果和疾病的区域发病趋势，对疾病的发展趋势进行预测，为疾病的精准判断和治疗提供依据。

（3）在建立医疗质量监测评估方面，医疗大数据可满足横向可比及向纵深细化，通过对医院临床和运行数据的综合分析和挖掘，发现医疗质量问题的真相，准确定位原因和指导改进。通过关联患者历史健康数据、检查治疗数据、治疗结局数据，对诊疗过程进行全流程、闭环管理，对比不同疾病症状的用药、治疗效果，为进行临床诊疗效果比较、精细化治疗提供科学依据。同时，伴随数据的积累、利用，有助于进一步提升医疗质量。

（4）在助力专科疾病研究方面，搭建专科疾病数据库一直是科室、医院乃至国家层面的重要需求。在医疗大数据科研平台基础上，搭建专科疾病数据库，能够帮助专科疾病的科研设计、数据收集、既往成果查询、跨科室跨医院协作等科研流程的实现，使专科疾病相关的检查检验数据、随访数据、病例报告表（Case Report Form，CRF）等得到快速收集和高效利用。通过建立专科疾病数据库，大大节约了开展临床科研的人力成本，缩短了科研数据的获得周期，可以帮助医生确定最佳治疗方案。

2.3.5　医院管理

医院管理即以医院为对象的管理，是指根据医院工作的客观规律，运用现代的管理理论和方法，对人、财、物、信息、时间等资源，进行计划、组织、协调、控制，充分利用医院的现有资源，实现医疗效用的最大化。通过对医院的临床数据、运营数据、物资数据进行挖掘，解决医院管理中的各种问题，提高设备的使用效率，降低医院的运营成本。

医疗大数据在医院管理应用中主要有两个方向，分别是优化医疗资源配置和弥补医院管理漏洞。在优化医疗资源配置方面，根据医院的情况，制定实时的工作安排，其目的在于优化医院的服务流程，最大程度地利用好现有的医疗资源。在弥补医院管理漏洞方面，借助数字孪生医院的构建，对医院的各种设施及运营进行实时监测，通过大数据分析总结医院管理与运营存在的问题，并给出解决方案，降低医院的运营成本，提高医院的营收。

2.4　AI 时代下的大数据医疗

搭乘着 AI 的大数据正在影响着传统医疗模式，使之发生改变。着眼未来，我们有理由相信大数据将是决定医疗 AI 在未来的发展道路上能否变得智慧的重要因素之一。那么，接轨于大数据的医疗 AI 到底将走向何方呢?

2.4.1　精准医疗和个性化医疗

1. 精准医疗

精准医疗是指基于个人的遗传、环境和生活方式等多因素信息，通过基因组学、生物信息学、医学影像学和大数据分析等技术手段，实现对疾病的更准确预测、更精细分型和更个性化治疗的一种医疗模式。基因组学是利用高通量测序技术，对个人基因组信息进行测序和分析，探索不同基因型与健康和疾病的关联，以实现精准诊断、治疗和预防。生物信息学是利用高通量技术，对个人的组学（如蛋白质组学、代谢组学、转录组学等）信息进行测定和分析，以更全面地了解个人的生物特征。医学影像学是通过计算机辅助诊断和治疗技术，对个人的影像信息进行更细致和精准的分析和判断。精准医疗的目的是实现更准确、更个性化的医疗服务，提高医疗效果和患者满意度，同时也可以避免治疗和医疗费用浪费。

精准医疗的一个重要前提就是精准数据。在传统医疗模式中，医生主要依赖自身的经验和专业知识来做出诊断和治疗决策。然而，随着大数据和人工智能技术的发展，通过收集和分析大规模的临床和基因组学数据、生活方式数据、环境数据等，我们可以更好地理解个体的健康状态、疾病风险及药物反应等方面的差异。这些精准的数据可以用于预测、预防和治疗疾病，以及为个体提供量身定制的医疗建议和治疗方案。

2. 个性化医疗

个性化医疗是根据每个患者的具体情况，制定针对性更强的医疗方案，以实现更加精准、更有针对性的治疗。与传统的一刀切式的治疗方案不同，个性化医疗是指基于患者的遗传、环境、生活方式等多方面因素，采用各种先进的技术手段和方法，从个体的角度出发，为患者量身定制最适合的治疗方案。

个性化医疗的核心就是强调"个体化"，即根据每个患者的特定情况，确定最适合其病情的治疗方案。作为一种高度精细化、高度定制化的医疗模式，个性化医疗不同于传统医疗模式的"一刀切"，正展现出广阔的应用前景。

在今天，一个人从出生那一刻起就开始产生大量的数据，把人成长过程中每个阶段的数据都记录、保存下来，在后面就能够在人的任何方面进行数据分析和挖掘。我们去了医院，留下了电子病历；我们去了超市，留下了购物凭证；我们在学校做了什么；我们的生活习惯是什么。这些数据都可以量化，都可以在城市内对大范围的人群进行量化。

要知道，90%以上的宫颈癌是可以预防的。从人乳头瘤病毒（Human Papilloma Virus，HPV）感染到发展成宫颈癌可能需要十年时间，甚至更长，十年足以让患者做很多的工作，让它不发生癌变。而宫颈癌跟很多风险因素有直接的关系，如果我们有了数据，就可以帮助这些高风险的 HPV 感染人群进行预防，改变不利的生活方式，那么就能够延迟，甚至成功地阻止癌变。在大数据的指引下，如果医疗能够对个人生活的每个阶段进行干预和指导，做个性化的医疗服务，那么社会中的每个人将会因此而更健康。

2.4.2　大数据医疗的远方

精准医疗和个性化医疗都是在医疗领域基于患者的具体情况，实现更加精准、更有针对性的治疗方式。只不过个性化医疗是在精准医疗的基础上，进一步强调"个体化"。可以说，精准医疗是实现个性化医疗的基础，个性化医疗是在精准医疗的基础上进一步完善和深化的治疗方式。

不论是精准医疗还是个性化医疗，都离不开大数据的支持和帮助。在精准医疗和个性化医疗中，医疗机构需要收集、整合和分析大量的患者数据，包括基因组数据、临床数据、影像数据、生命体征数据、生活方式数据等，以获取患者的全面信息，辅助医生进行更为精准的诊断和治疗。这些数据的收集、整合和分析需要借助大数据技术，如数据挖掘、机器学习等。

同时，大数据技术还可以帮助医生更好地理解和预测患者的病情，制定更加精准的治疗方案，并随着治疗的进行不断地调整和优化治疗方案。靶向治疗就是一种利用药物针对患者特定的分子靶点，从而实现精准治疗的方法。大数据技术在靶向治疗中起着重要作用。例如，基于大数据分析，科学家发现人表皮生长因子受体-2（Human Epidermal growth factor Receptor-2，HER2）阳性是乳腺癌的一种亚型，其癌细胞表面有HER2蛋白，利用针对HER2蛋白的药物可以有针对性地治疗该亚型乳腺癌。通过对大量病例的数据分析，研究人员可以找到其他与疾病相关的靶点，从而发现更多的针对性治疗方法。大数据技术还可以帮助医疗机构实现医疗资源的优化配置，提高医疗效率和效果。

精准医疗和个性化医疗的实现，需要借助大数据技术的支持和帮助，而大数据技术也为精准医疗和个性化医疗的发展提供了重要的技术基础。可以说，精准医疗和个性化医疗正是AI时代下大数据医疗将要走向的远方。

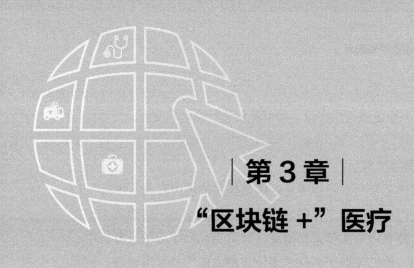

| 第 3 章 |

"区块链 +" 医疗

3.1 区块链的过去、现在和未来

区块链是人类科学史上伟大的发明和技术，但大众现在所见到的区块链技术，并不是完完全全新创的技术，它其实包含了不同历史时期多个领域的研究成果。本节内容从区块链的技术出发，既是对区块链发展的回溯，也是对区块链未来的展望。

3.1.1 区块链的技术逻辑

1969年，互联网在美国诞生，此后互联网从美国的4所研究机构扩展到整个地球，在应用上从最早的军事和科研扩展到人类生活的方方面面。在互联网诞生后的近50年中，有5项技术对区块链的发展有特别重大的意义。

1. TCP/IP

1974年，美国科学家温顿·瑟夫和罗伯特·卡恩共同开发的互联网核心通信技术——传输控制协议/互联网协议（Transmission Control Protocol/Internet Protocol，TCP/IP）正式出台，决定了区块链在互联网技术生态中的地位。这个协议实现了在不同计算机，甚至不同类型的网络间传送信息，使互联网世界形成了统一的信息传播机制。所有连接在网络上的计算机，只要遵照这个协议，就都能够进行通信和交互。

2. 思科路由器技术

1984年诞生的思科路由器技术是区块链技术的模仿对象。1984年12月，思科系统公司在美国成立，创始人是斯坦福大学的一对教师夫妇，即计算机系的计算机中心主任莱昂纳德·波萨克和商学院的计算机中心主任桑蒂·勒纳。他们设计了叫作"多协议路由器"的联网设备，将其放到互联网的通信线路中，帮助数据准确、快速地从互联网的一端到达几千公里外的另一端。

在整个互联网硬件层中，有几千万台路由器在繁忙工作，指挥着互联网信息的传递。思科路由器的一个重要功能就是每台路由器都保存完整的互联网设备地址表，一旦发生变化，会同步到其他几千万台路由器中（理论上），确保每台路由器都能计算最短、最快的路径。对路由器来说，即使有节点设备损坏或被黑客攻击，也不会影响整个互联网信息的传送。这也是区块链后来的重要特征。

3. B/S（C/S）架构

浏览器/服务器（Browser/Server，B/S）［客户端/服务器（Client/Server，C/S）］架构来自万维网。万维网简称Web，分为Web客户端和Web服务器。所有更新的信息只在Web服务器中修改，其他几千台、上万台，甚至几千万台的客户端计算机不保留信息，只有在访问服务器时才获得信息的数据，这种结构即互联网的B/S架构，也就是中心型架构。

B/S架构对区块链技术有重要的意义。B/S架构的数据只存放在中心服务器中，其他所有计算机从服务器中获取信息。区块链技术中的几千万台计算机没有中心，即去中心化，所有数据会同步到全部计算机中，这就是区块链技术的核心。

4. 对等网络

对等网络（Peer-to-Peer，P2P）是与C/S（B/S）对应的另一种互联网的基础架构，它的特征是彼此连接的多台计算机之间都处于对等的地位，无主从之分，一台计算机既可作为服务器，设定共享资源供网络中其他计算机所使用，又可以作为工作站。

区块链技术就是一种对等网络架构的软件应用，它是对等网络试图从过去的沉默爆发的标杆性应用。

5. 哈希算法

哈希算法是将任意长度的数据用哈希函数转换成固定长度输出值的算法。哈希算法对整个世界的运作至关重要，从互联网应用商店、邮件、杀毒软件到浏览器等，所有这些都在使用安全哈希算法，它能判断互联网用户是否下载了想要的东西，也能判断互联网用户是否是中间人攻击或网络钓鱼攻击的受害者。

3.1.2　区块链的进化

可以通过研究区块链的阶段式进化，发掘区块链产生的动因，并由此推断区块链的未来。从区块链1.0到区块链3.0，区块链已经进入大航海时代。

1. 区块链1.0

2008年10月31号，比特币创始人中本聪（化名）在密码学邮件组发表了一篇论文——《比特币：一种点对点的电子现金系统》。在这篇论文中，中本聪声称发明了一套新的不受政府或机构控制的电子货币系统，明确了比特币的模式，并表明去中心化、不可增发、无限分割是比特币的基本特点，区块链技术是支持比特币运行的基础。

2009年1月，中本聪在SourceForge网站发布了区块链的应用案例——比特币系统的开源软件，他同时通过"挖矿"得到50个比特币，产生第一批比特币的区块链就叫"创世块"。一周后，中本聪发送了10个比特币给密码学专家哈尔·芬尼，这也成为比特币史上的第一笔交易。从此，比特币的狂潮一发不可收拾。

中本聪的存在可谓神秘，2010年12月，中本聪离开比特币，留下了无数悬念：他是谁？他从哪里来？他到哪里去了？有人说中本聪的离去使得比特币的去中心化理念更完善，这也是他的理想，毕竟他的存在就是中心。虽然中本聪已经消失在网络中，但是区块链的好戏才刚刚开场。

2. 区块链 2.0

2013年底，维塔利克创立了以太坊（Ethereum），最早的数字代币生态系统就此诞生了。以太坊是一个基于区块链的智能合约平台，是区块链中的"安卓系统"。任何人都可以使用以太坊的服务，在以太坊系统中开发应用。现在，在以太坊改造后的地基上，已经有上千栋应用大厦被搭建起来。

以太坊的设计目标就是打造区块链 2.0 生态，这是一个具备图灵完备脚本的公共区块链平台，被称为"世界计算机"。除进行价值传递外，开发者还能够在以太坊中创建任意的智能合约。以太坊通过智能合约的方式，拓展了区块链商用渠道，如众多区块链项目的代币发行、智能合约的开发及去中心化应用（Decentralized Application，DAPP）的开发。

3. 区块链 3.0

区块链只是一种底层技术，是分布式数据存储、点对点传输、共识机制、加密算法等计算机技术的新型应用模式。区块链就好像是大家的手机，而比特币只是其中的一个App，区块链还可能有更多应用。区块链技术正向着构建产业生态级别底层架构、攻克各层级技术难点之后实现商用级别高性能应用的方向前进。当其能够实现商业应用之后，便进入区块链 3.0 时代。

3.2 区块链赋能医疗

区块链应用于医疗行业具有天然优势。区块链本质上是一种分布式记账技术，从数据角度可以被看作一个去中心节点的数据库。由于各方行为都是可追溯的，可以确保数据不被篡改或损毁，因此区块链的自身技术特点更加适用于医疗场景。这就是区块链能破局医改的关键，区块链赋能医疗将为医疗注入新活力。

医疗领域的发展有两大基本推动力：一是医疗技术发展，二是数据的精准获取与高效利用。而区块链在数据隐私保护、数据存储等方面有着较大的优势。两者相互结合，将形成良好的解决方案。

3.2.1　分布式存储保证数据的一致性

区块链的结构本质上是一个按照时间顺序串联起来的事件链，创世块以后的所有交易都记录在区块中。交易记录等账目信息会被打包成一个一个的区块并进行加密，同时盖上时间戳，所有区块按时间戳顺序连接成一个总账本。

区块链使用协议规定的密码机制进行认证，保证不会被篡改和伪造，因此任何交易双方之间的价值交换活动都是可以被追踪和查询到的。如果有人想要在区块链中修改"账本记录"，则需要把整个链条上的加密数据进行破解和修改，其难度相当大，这是由区块链的结构所决定的。另一个保证安全的因素就是区块链采用了分布式存储的方式。也就是说，即使篡改者破解和修改了一个节点中的信息，也没有什么用，只有同时修改网络中超过半数的系统节点数据才能真正篡改数据。这种篡改的代价极高，几乎不可能完成，这也就保证了区块链的安全性。

区块链构建了一整套协议机制，让全网中的每个节点在参与记录的同时也来验证其他节点记录结果的正确性。只有当全网大部分节点（甚至所有节点）都同时认为这个记录正确时，或者所有参与记录的节点都进行结果比对并一致通过后，记录的真实性才能得到全网认可，记录数据才允许被写入区块中。

区块链采用分布式存储的方式来解决账本的容灾问题，同时建立了一种个体之间的对等关系，形成去中心化的数据系统。这个系统没有中心机构，所有节点的权利和义务都一样，任意一个节点停止工作都不会影响整体的运行。因此，分布式存储的一个优势就是去中心化。

金融、法律、医疗保健和其他类型的交易有一些共同的要求，如有必要确定各方交易的身份，保持各方间的信任，确保交易记录正确、不能变更，保证交易发生的基础设施稳定。在区块链技术出现之前，实现这些目标的唯一途径是建立一个强有力的中心化角色来提供这些服务，如银行、政府和清算机构。在医疗健康档案领域，每个医院或卫生系统都拥有自己的中心机构来提供记录、保存和传输健康档案的服务。传统的中心式存储设施是实现上述目标的最佳办法。虽然它有许多优点，但也有缺点。中心式存储容易遭受数据丢失、更改和攻击。这种架构的存在也导致当今医疗领域普遍存在的信息孤岛现象。

而区块链采用的是数据多节点、分布式多重存取，摆脱对互联网中心服务器的依赖，避免了中心服务器单点篡改数据、丢失数据的可能性。并且，用户能够随时查看患者的历史数据和用户数据，从而避免数据丢失的风险。这也可以有效地提高行业的效率，在患者就医时，医生无须再给患者进行已做过的相关检查，直接查看历史数据即可，大大地节约了人力、物力。

3.2.2　非对称加密解决信任问题

非对称加密是对加密和解密过程的一种描述。

加密是通过一种算法，对原始的明文信息进行转换，转换而成的密文信息是一组随机数。解密是密文信息的接收者通过密钥进行解密，从而还原得到原始明文再进行阅读。密钥就是加密和解密过程中的那把钥匙。

如果加密和解密使用同一把钥匙，那么这就是对称加密。对称加密的好处在于加密和解密的速度快。但是，对称加密算法的安全性依赖于密钥，泄露密钥就意味着任何人都可以对其发送或接收的消息进行解密，所以密钥的保密性至关重要。

非对称加密的密钥有两把：一把叫公钥；另一把叫私钥。其中，公钥可以公开，私钥则具有私密性。通信时，发送方利用公钥对信息进行加密，接收方利用私钥对信息进行解密，反之亦然。因为加密与解密用的是两把不同的密钥，所以这种算法也被称为非对称加密算法。

非对称加密在通信前不需要先同步私钥，避免了在同步私钥过程中被黑客盗取信息的风险。非对称加密算法一般比较复杂，执行时间相对较长，好处是无密钥的分发问题。

非对称密码系统的安全性基于一些困难的数学问题，如基于大整数的因式分解问题、椭圆曲线问题等，也就是说，密码的解密过程要远远比验证答案费时。分解质因数做起来很难，但如果给出几个质数（也称素数）求它们的乘积，那么就简单多了。这就是一个典型的不对称算法。事实上，基于大整数的因式分解的密码学算法就是RSA加密算法的基本原理，椭圆曲线密码学算法则属于非对称加密算法。

在区块链技术中，所有的规则事先都以数学算法的形式进行规范，人们完全不需要知道交易的对方是谁，更不需要求助中心化的第三方机构来进行交易背书，只需要信任数学算法就可以建立互信。实质上是算法在为人们创造信用，达成共识背书。在现有的区块链系统中，根据实际应用需求已经衍生出多私钥加密技术，以满足多重签名等更为灵活和复杂的场景。

随着社会的发展，一方面人们越来越注重个人隐私，另一方面医疗健康领域的特点需要用户去公开自己的信息，最起码在就医阶段对医院是要公开的，这样才能有效地解决就医问题。区块链的加密和去中心化的特点迎合了用户隐私信息保护的诉求，一方面可以把相关信息公开给医院，使得患者可以接受最好的医疗服务，另一方面可以有效地做好匿名处理，即使信息被公开，对用户本身的保护也可以达到最大化。

3.2.3　智能合约提高行业效率

智能合约也称智能合同，是由事件驱动的、具有状态的、获得多方承认的、运行在区块链之上的、能够根据预设条件自动处理资产的程序。智能合约的最大优势是利用程序算法替代人仲裁和执行合同。简单来讲，智能合约就是一种用计算机语言取代法律语言去记录条款的合约。

智能合约具有永久运行、数据透明、不可篡改的技术特点。首先，支撑区块链网络的节点往往达到数百个甚至上千个，部分节点的失效并不会导致智能合约的停止，其可靠性理论上接近于永久运行，这样就保证了智能合约能像纸质合同一样每时每刻都有效。其次，区块链中所有的数据都是公开透明的，因此智能合约的数据处理也是公开透明的，运行时任何一方都可以查看其代码和数据。最后，区块链本身的所有数据不可篡改，因此部署在区块链中的智能合约代码及运行产生的数据输出也是不可篡改的，运行智能合约的节点不必担心其他节点恶意修改代码与数据。

智能合约的最大作用就是自动化执行相关程序流程，减少人员参与的环节，提高效率。区块链系统能够实现大部分计费、支付程序的自动化，从而跳过中间人，降低行政成本，为患者和医疗机构双方节省时间。这一系列的资金及过程数据，可以为后期的保险理赔及账单管理提供有效的依据，一方面可以减少医疗健康领域的骗保、报假账等灰色花费，另一方面可以提高验证的效率。

3.3 区块链医疗落地何处？

区块链技术本身的优势，加上人工智能的赋能，将给医疗健康领域带来新的活力。例如，区块链分布式的结构可应用于医疗数据共享，不可篡改的时间戳特性可解决数据和设备追溯及信息防伪问题，高冗余度及多私钥的复杂保管权限的优点可解决目前医疗信息化技术的安全认证缺陷问题等。通过使用区块链和人工智能技术，医疗行业有望建立起一套互信共享机制。

3.3.1　管理和共享医疗数据

区块链可以帮助医疗机构和医生更好地管理和共享医疗数据，以及实现医疗过程的可追溯。区块链提供了一个安全的、去中心化的数据存储平台，保护患者的隐私和数据安全。通过使用区块链技术，患者数据可以被加密和分散存储，只有经过授权的人员才能够访问，从而保护了患者的隐私。人工智能则可以通过对患者数据进行分析和挖掘，帮助医生更好地了解患者的病情和病史，提高医疗保健服务的质量和效率。

在管理和共享医疗数据方面，MediBloc是一个成功的例子。MediBloc是一家韩国初创公司，创建了一个去中心化的健康数据生态系统。该系统利用区块链技术来保护个人健康数据的安全和隐私，同时使用人工智能算法来分析和应用这些数据。

MediBloc的健康数据生态系统包括3个主要组成部分：MediBloc Core、MediBloc App和MediBloc Enterprise。MediBloc Core是一个基于区块链技术的去中心化的健康数据存储和管理平台，它可以让个人和医疗机构将健康数据存储在区块链中，以保护数据的隐私和安全。MediBloc App是一个基于区块链和人工智能技术的健康管理应用程序，它可以帮助个人和医疗机构更好地管理和分析健康数据。MediBloc Enterprise是一个面向医疗机构和保险公司的解决方案，它可以帮助这些机构更好地管理和分析健康数据，从而提供更好的医疗服务和保险产品。

MediBloc的健康数据生态系统已经在韩国得到广泛应用。例如，该系统已经与韩国最大的医疗保险公司之一合作，建立了一个基于区块链和人工智能技术的健康数据管理平台。该平台可以让患者更好地管理和共享自己的健康数据，并让医生更好地了解患者的病情和病史。

另外，MediBloc的健康数据生态系统还与韩国多个医疗机构合作，建立了一个基于区块链和人工智能技术的医疗信息共享平台。该平台可以让不同的医疗机构之间更好地共享和访问患者的医疗记录，从而提高医疗服务的质量和效率。此外，该平台还可以帮助医生更好地诊断和治疗疾病，从而提高疾病治愈率。

3.3.2　改进医疗保健服务

　　区块链和人工智能可以帮助改进医疗保健服务。通过使用区块链和人工智能技术，医疗机构和医生可以更好地管理和共享患者数据，提高医疗保健服务的质量和效率。患者可以使用区块链技术将自己的医疗记录存储在区块链中，这些记录可以由医疗机构和医生访问、使用。人工智能则可以对这些医疗记录进行分析和挖掘，帮助医生更好地了解患者的病情和病史，制定更好的治疗方案。

　　此外，区块链和人工智能还可以帮助改进医疗保健服务的支付和理赔流程。通过使用区块链技术，医疗机构可以实现医疗费用的透明和准确计算，同时也可以防止欺诈行为的发生。人工智能可以通过对医疗记录和理赔数据的分析，帮助保险公司更好地识别欺诈行为，从而降低医疗保健服务的成本和提高服务的质量。

　　在改进医疗保健服务方面，Lumedic 是一个典型的应用。Lumedic 是一家总部位于美国西雅图的区块链和人工智能医疗科技公司，专注于开发和提供医疗数据管理和结算服务。该公司利用区块链和人工智能技术提高了医疗保险索赔和支付的准确性和效率，同时保护患者的隐私和数据安全。

　　Lumedic 开发了一个基于区块链技术的医疗数据管理平台。通过该平台，医疗机构和保险公司可以实时共享和访问医疗数据，并利用人工智能算法对数据进行分析和预测。该平台可以有效地降低医疗保险索赔和支付的复杂性和不透明性，从而提高医疗行业的效率和可靠性。

　　Lumedic 还开发了一个基于区块链技术的医疗保险结算平台。该平台可以自动化医疗保险索赔和支付的流程，并降低错误和欺诈风险。同时，该平台还可以提高医疗机构和保险公司的效率和利润，降低医疗保险的成本和复杂性。

　　Lumedic 已经成功地将区块链和人工智能技术应用于医疗保险结算和数据管理。该公司与美国西北大学医学中心、华盛顿州立大学医学中心等众多医疗机构和保险公司建立了合作关系。

3.3.3 提高诊断和治疗的准确性和效率

区块链和人工智能可以帮助提高诊断和治疗的准确性和效率。区块链可以帮助记录患者的基因组数据和治疗数据。人工智能则可以通过对大量患者数据的分析和挖掘，帮助医生快速诊断疾病并制定更好的治疗方案。人工智能还可以通过对药物数据的分析和挖掘，帮助医生选择最适合患者的药物治疗方案。

此外，区块链和人工智能还可以帮助监测患者的健康状况。通过使用传感器和其他智能设备，可以收集患者的生物指标数据，如血压、心率、血糖等。对于这些数据，可以通过区块链存储和共享，同时通过人工智能进行分析和挖掘，帮助医生及时发现健康问题并制定治疗方案，从而提高医疗服务的质量和效率。

Aifred Health是一家加拿大的初创公司，创建了一个基于区块链和人工智能技术的个性化精神疾病治疗平台。Aifred Health的平台就是利用人工智能算法来分析患者的健康数据，为患者提供个性化的治疗方案，同时使用区块链技术来保护患者的隐私和数据安全。

Aifred Health的个性化精神疾病治疗平台包括3个主要组成部分：Aifred Insight、Aifred Care和Aifred Token。Aifred Insight是一个基于人工智能算法的精神疾病诊断和预测工具，它可以帮助医生更好地诊断和治疗精神疾病。Aifred Care是一个基于区块链和人工智能技术的个性化治疗平台，它可以帮助患者更好地管理和控制他们的疾病。Aifred Token是一个基于区块链技术的患者数据管理和隐私保护平台，它可以让患者更好地控制他们的健康数据，并保护这些数据的安全和隐私。

Aifred Health的个性化精神疾病治疗平台已经在加拿大得到广泛应用。该平台已经被多个精神科医院和诊所采用，并取得了显著的疾病治疗效果。

3.3.4 优化药物研发的流程

区块链可以帮助优化药物研发的流程。在药物研发过程中，研究人员需要对大量数据进行分析和挖掘。通过使用区块链和人工智能技术，药物研发过程可以变得更加准确和高效。区块链可以帮助记录药物研发过程中的所有数据，从药物发现到临床试验结果。这些数据可以被所有参与者共享和访问，使药物研发过程更加透明和可信。同时，区块链还可以帮助监管药物的生产和分销，保证药物的品质和安全性。人工智能则通过对药物数据的分析和挖掘，帮助研究人员快速发现有效的药物设计方案，并优化临床试验的设计和执行。人工智能还可以通过分析药物作用机制和患者特征，预测患者对药物的反应，从而降低临床试验的失败率。

Nebula Genomics 是一家基因测序和数据管理公司，利用区块链和人工智能技术来优化药物研发的流程。该公司的目标是打破传统医疗行业的壁垒，实现医学研究和创新的共享和协作。

Nebula Genomics 开发了一个基于区块链技术的医疗数据管理平台。通过该平台，研究人员和医生可以共享和访问患者的基因数据，并利用人工智能算法对数据进行分析和预测。这可以帮助研究人员和医生更好地理解患者的基因变异和疾病风险，从而提高药物研发的准确性和效率。

Nebula Genomics 还开发了一个基于区块链技术的药物研发平台。该平台可以自动化药物研发的流程，提高准确性和效率。同时，该平台还可以降低药物研发的成本，节省药物研发的时间，加快医学创新的进程。

当前，Nebula Genomics 已经与多家医疗机构和医药企业建立了合作关系，并取得了一定的成效。例如，该公司与加州大学旧金山分校合作，开发了一个基于区块链和人工智能技术的癌症研究平台。该平台可以自动化癌症研究的流程，提高准确性和效率。同时，该平台还可以降低癌症研究的成本，节省研究的时间。又如，该公司与 Regenxbio 合作，利用区块链和人工智能技术开发了基于基因治疗的新药，并且获得了美国食品药品监督管理局（Food and Drug Administration，FDA）的批准。

3.3.5 保证药品的质量和安全性

区块链和人工智能可以帮助提高药品的质量和安全性。通过使用区块链技术，可以实现药品的全生命周期管理，包括生产、销售、流通和使用等环节，实现药品的可追溯性。人工智能则可以通过对药品数据的分析和挖掘，帮助监测药品的质量和安全性，以及帮助发现药品中存在的问题和缺陷，从而及时采取措施保证药品的质量和安全性。

MediLedger是一个基于区块链技术的药品供应链管理平台，该平台利用区块链技术来提高药品供应链的透明度和安全性，同时使用人工智能算法来提高药品供应链的质量和效率。在传统的药品供应链中，存在着许多问题，如药品假冒、失效、过期等问题。这些问题不仅会危及患者的生命健康，还会造成巨大的经济损失。MediLedger就是为了解决这些问题而诞生的。

具体来说，MediLedger利用区块链技术来建立一个去中心化的药品供应链管理平台，由多个节点组成，每个节点都可以添加、验证和更新药品供应链的信息。在这个平台上，每种药品都有一个独特的身份证明，包括药品名称、生产日期、批次号、供应商等信息。这些信息都被记录在区块链中，不可篡改和删除，这样就可以确保药品的真实性和安全性。MediLedger还利用人工智能算法来分析药品供应链中的各种数据，包括药品销售数据、库存数据、生产数据等。通过这些数据分析，MediLedger可以预测药品的需求量和供应量，优化药品的采购和配送计划，提高药品供应链的质量和效率。MediLedger已经得到许多医药企业和药品监管机构的广泛应用。例如，该平台已经得到美国FDA和欧洲药品管理局（European Medicines Agency，EMA）的认可，并被多家医药企业采用，如希波诺公司和摩根大通等。这些企业都认为，MediLedger可以帮助他们提高药品供应链的透明度、安全性和效率，降低成本，提高服务质量。

3.3.6 提高医疗研究和开发的质量和效率

区块链和人工智能可以帮助提高医疗研究和开发的质量和效率。使用区块链技术可以收集和共享大量的医疗数据，为医疗研究和开发奠定基础。人工智能则可以通过对大量医疗数据的分析和挖掘，帮助发现新的医疗知识和技术，从而推动医疗研究和开发的进展。例如，人工智能可以通过对大量患者数据的分析和挖掘，帮助发现新的病因和病理机制，从而推动疾病的治疗和预防；同时，人工智能还可以通过对大量药物数据的分析和挖掘，帮助发现新的药物疗效和安全性，从而推动药物的研究和开发。

OneLedger是一家基于区块链技术，同时利用人工智能技术来提高医疗研究的质量和效率的医疗数据管理公司。OneLedger的目标就是实现医疗数据的共享和交换，从而促进医疗研究和开发的发展。

OneLedger的区块链技术可以确保医疗数据的可追溯性和完整性。该技术可以确保医疗数据不被篡改或删除，并跟踪数据的来源和使用记录。这可以提高医疗研究的可信度和质量，避免医疗数据的不当使用和滥用。

OneLedger的人工智能技术则可以对医疗数据进行分析和预测，从而帮助医生和研究人员更好地理解疾病的发生和发展机制。该技术可以根据医疗数据的特征和模式，预测疾病的风险和进展，从而帮助医生和研究人员更好地制定治疗方案。

OneLedger已与多家医疗机构和医药企业建立了合作关系。例如，该公司与美国国立卫生研究院合作，利用区块链和人工智能技术来研究人类免疫缺陷病毒（Human Immunodeficiency Virus，HIV）的传播和治疗。该研究利用OneLedger的医疗数据管理平台和人工智能技术，对HIV的传播和治疗进行分析和预测，提出了一些新的治疗策略和研究方向。

另外，OneLedger还与多家医药企业合作，利用区块链和人工智能技术优化药物研发的流程。例如，该公司与AstraZeneca合作，利用区块链和人工智能技术优化肺癌药物研发的流程。在该项合作中，利用

OneLedger的区块链技术来管理临床试验的数据和记录，从而确保数据的完整性和可信度；还利用OneLedger的人工智能技术来分析和预测药物的效果和副作用，从而帮助研究人员更好地制定治疗方案和临床试验策略。

3.4 区块链医疗之阻碍

虽然区块链和人工智能技术本身的优势能给医疗领域带来新的活力，其在医疗领域的应用也日益广泛，但区块链在医疗领域的发展仍然面临一些困境和挑战。

首先，区块链医疗面临技术标准不统一的问题。目前，区块链医疗应用中缺乏统一的技术标准，这使得不同的区块链平台之间无法互相通信和协作。这意味着在医疗行业中使用区块链技术的各个参与者，如医疗机构、研究人员、医药企业和患者等，需要在不同的平台上运行和管理其数据和业务。这些参与者需要承担更高的成本和风险，同时也会降低医疗数据的安全性和可信度。

解决这一问题的一个途径是建立统一的技术标准和规范。例如，制定适用于区块链医疗应用的数据格式、共识机制、智能合约等技术标准，从而促进不同平台之间的数据交换和协作。此外，建立统一的认证机制和合规框架也可以加强对医疗数据和隐私的保护。目前，一些标准化机构和协会正在制定和推广医疗数据标准和互操作性协议，以便在区块链中实现数据的共享和交换。例如，卫生信息交换标准（Health Level Seven，HL7）组织是一个专门致力于医疗数据标准化和互操作性的组织，该组织制定了一系列标准和协议，使得不同的医疗系统可以互相通信和交换数据。此外，一些区块链医疗项目也在尝试建立自己的标准和协议，以便在区块链中实现医疗数据的互操作性。

不过，医疗数据交换非常复杂，目前区块链技术在数据处理能力方面还比较薄弱。真正的互操作性不仅指信息交换，还指两个或多个系统或实体相互信任的能力，然后使用共享信息。在此基础上，健康数据互操作性的真正挑战不仅在于技术层面，还在于更基本的概念，如缺乏受信任的框架和系统的完整性。在某种意义上，区块链技术要实现对健康数据的管理，需要医疗健康领域的全面数据化，并且医疗机构之间需要建立一套行之有效的跨链链接以实现数据共享，这对区块链技术规模化提出了很高的要求。

其次，区块链医疗面临隐私和安全问题。由于区块链的去中心化特性，所有的参与者都可以访问和共享所有的交易信息，因此可能会导致医疗数据泄露和隐私侵犯的风险。尤其是对于敏感的医疗数据，如基因数据、疾病诊断数据、药物处方等，这些数据的泄露会对患者的隐私造成侵犯。此外，由于区块链是一个不可篡改的分布式账本，一旦数据被记录在区块链中，就无法修改或删除。这意味着如果某个医疗机构或个人的医疗数据被错误地记录在区块链中，那么这个错误将会一直存在并影响未来的医疗研究和治疗决策。

为了解决这些问题，许多区块链医疗项目采用加密技术和身份验证来保护患者的隐私和数据安全。例如，一些项目采用零知识证明（Zero-knowledge Proof）技术，使得数据在区块链中的存储和共享可以在不暴露实际数据内容的情况下完成。另外，一些项目采用多方计算（Multi-party Computation）技术来确保参与者之间的数据共享是安全的，同时也可以保护每个参与者的隐私。

再次，区块链医疗面临法律和监管环境的不确定性。虽然区块链技术可以提供更安全和透明的数据处理和共享，但医疗行业的监管规定和法律法规仍然相对较复杂和不确定。例如，个人健康信息在很多国家都受到隐私保护法的保护，这就需要区块链技术在处理数据时确保符合隐私保护的相关规定，但不同国家的法律规定不同，导致区块链医疗在跨国应用时会面临法律和监管的挑战。

区块链医疗的发展也给医疗行业的参与者带来一定的挑战。例如，医生、护士、药剂师等医疗工作者可能对新的数字技术不熟悉或不信任，这时他们就需要接受更多的培训和教育，以适应新技术的发展和应用。从患者角度来看，医疗健康需求最大的人群是老年人，这部分人群对信息化的认知程度较低。在数字化过程中，老年人的教育成本较高，难度较大。区块链技术的普及需要系统更加简化，实现"傻瓜式"操作，使用户不需要了解太多关于这个系统的知识也能很好地使用这个系统，并且系统能明确地向用户展示其功能和带来的结果。

最后，区块链技术的成本也是一个挑战。尽管区块链技术可以提供更高的安全性和透明度，但在医疗行业中，成本是非常重要的考虑因素。由于医疗行业的盈利模式和融资方式不同，使得对区块链技术的应用在经济上具有挑战性。在现有的医疗系统中，如何将区块链技术整合到成本可控、可持续的业务模型中，是一个需要解决的现实问题。

也就是说，尽管当前区块链技术在医疗领域具有巨大的潜力，但还存在许多困境和挑战。如何推动区块链和人工智能在医疗领域的进一步发展，是当前医疗行业亟待考虑和解决的难题。

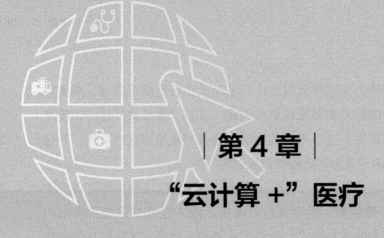

| 第 4 章 |
"云计算 +" 医疗

4.1 造化万象的云计算

今天，云的概念正在蔓延，云计算技术已经成为数字世界的重要支撑。云计算已经深入我们生活的方方面面，如网上购物、交通出行、视频直播、政务办公、线上学习等。可以这样说，身处当今这个信息化、数字化的社会中，只要有网络的地方就有云计算的参与。云计算与我们的关联如此紧密，那么究竟什么是云计算？云计算又是如何影响我们的生活的呢？

4.1.1 什么是云计算？

关于云计算的概念，各界专家有不同的观点。云是人工智能时代的必然需求，尤其对医疗行业而言，大量的数据需要上云进行管理。

早期，Gartner咨询公司定义云计算为一种计算方式，即"利用Internet技术和大规模的IT计算能力，以'服务'的形式提供给外部客户"。

美国国家标准与技术研究院给出的定义则是"云计算是一种能够通过网络以便利的、按需付费的方式获取计算资源（包括网络、服务器、存储、应用和服务等）并提高其可用性的模式，这些资源来自一个共享的、可配置的资源池，并能够以最省力和无人干预的方式获取和释放"。

网格计算之父Ian Foster则如此定义：云计算是一种大规模的分布式

计算机制，由规模经济效应驱动，可根据用户需求通过互联网提供抽象的、虚拟的、可动态伸缩的计算能力、存储容量、平台和服务。

IBM在《"智慧的地球"——IBM云计算2.0》中阐述了对云计算的理解：云计算是一种计算模式，在这种模式中，应用、数据和IT资源以服务的方式通过网络提供给用户使用；云计算也是一种基础架构管理的方法论，大量的计算资源组成IT资源池，用于动态创建高度虚拟化的资源以供用户使用。

综观各家之观点，云计算的核心其实就是可以自我维护和管理的虚拟计算资源，通常是一些大型服务器集群，包括计算服务器、存储服务器等。云计算将计算资源集中起来，通过专门软件实现自动管理，无须人为参与。用户可以动态申请部分资源，支持各种应用程序的运转，无须为烦琐的细节而烦恼，能够更加专注于自己的业务，有利于提高效率、降低成本和技术创新。简言之，云计算就是一种提供资源的网络，用户可以随时获取云上的资源，就像获取水、电一样，随取随用，按需获得。

4.1.2　云计算的分类

根据不同维度，云计算可以被分为不同类别。

按照部署形式，云计算可以分为公有云、私有云、混合云等。公有云是由第三方服务提供商提供的云服务，用户无须自己采购IT资源，只需要为其使用的资源付费即可；弹性、按需付费是其特征。私有云是为一个企业单独使用而构建的云服务，由单个公司拥有和运营，或者托管在第三方服务提供商；专属、私有是其特征。混合云则是公有云和私有云的混合。

按照服务类型，云计算可以分为基础设施即服务（Infrastructure as a Service，IaaS）、平台即服务（Platform as a Service，PaaS）、软件即服务（Software as a Service，SaaS），此外还有数据库即服务（Database as a Service，DaaS）等最新定义的云计算服务形式。IaaS是云计算服务的基

础形式之一，是指云厂商向个人或组织提供虚拟化计算资源的服务。PaaS为开发、测试和管理软件应用程序提供按需开发环境，为开发人员提供通过全球互联网构建应用程序和服务的平台。SaaS是云厂商提供的托管和管理软件应用程序，允许其用户连接到应用程序并通过全球互联网访问应用程序。SaaS是距离普通用户最近的云计算服务，它能够帮助用户解决某个具体问题或实现特定的功能。

4.1.3 云计算的发展历程

云计算的发展历程可以分为3个阶段，分别是前云时代、初云时代和成熟云时代。

（1）前云时代是指20世纪80年代至90年代初期。在这个时期，计算机技术和互联网技术都处于比较初级的阶段，大型计算机和个人计算机的普及程度不高，计算资源的共享和利用率也比较低。

（2）初云时代是指2000年至2010年。在这个时期，互联网技术迅速发展，计算机技术也得到空前的提高，虚拟化技术和分布式计算技术得到广泛应用，各种云计算服务提供商相继涌现。在初云时代，亚马逊推出亚马逊网络服务（Amazon Web Service，AWS），谷歌推出谷歌应用程序引擎（Google App Engine，GAE），微软推出 Windows Azure 等云计算平台。这些平台将云计算技术带入商业应用领域，使云计算成为数字化经济的重要支撑。初云时代的云计算主要应用于企业级应用、数据存储、网站托管、测试开发等领域，得到广泛的应用和认可。

（3）成熟云时代是指2010年至今。在这个时期，云计算技术得到更加广泛的应用和发展。随着移动互联网和物联网的快速发展，云计算逐渐扩展到各个领域，如移动应用、智能家居、医疗健康、金融服务、能源环保等。同时，云计算的安全性、可靠性等方面得到大幅提升，云计算平台的开放性和灵活性也得到大力发展。现在，云计算已经成为数字化经济的核心技术之一，对全球各行各业的数字化转型和升级发挥着重要的作用。

4.1.4　云计算的支持技术

云计算的发展离不开一系列技术的支持，包括虚拟化技术、分布式计算技术、自动化管理技术、多租户技术、弹性伸缩技术等。

（1）虚拟化技术是云计算的核心技术之一，它可以将物理服务器分割成多个虚拟服务器，为用户提供按需分配计算资源的服务。通过虚拟化技术，云计算可以将计算、存储和网络等资源进行集中管理和分配，提高资源的利用率和效率。

（2）分布式计算技术是云计算的另一个重要技术，它可以将计算任务分配到不同的服务器中进行处理，从而提高计算速度和效率。通过分布式计算技术，云计算可以实现大规模数据处理、机器学习、人工智能等复杂计算任务。

（3）自动化管理技术可以通过自动化的方式实现云计算资源的管理和分配，从而提高云计算平台的效率和稳定性。自动化管理技术包括自动化配置、自动化监控、自动化备份等方面，可以有效地降低人工干预的成本和风险。

（4）多租户技术可以将不同用户的计算资源隔离开来，实现资源的共享和安全保障。通过多租户技术，云计算可以为不同规模和类型的用户提供不同的服务模式和服务水平，实现资源的合理分配和利用。

（5）弹性伸缩技术可以根据用户的实际需求自动调整计算资源的数量和配置，从而实现资源的灵活分配和利用。通过弹性伸缩技术，云计算可以为用户提供更加灵活的服务模式和服务水平，实现计算资源的最大化利用和优化。

4.1.5　云计算能带来什么？

作为一种基于互联网的计算模式，云计算将计算资源和服务通过网络提供给用户，使得用户能够更加高效、灵活、安全和可靠地使用计算资源和服务。

（1）云计算带来了更高效的计算资源利用。传统的计算模式，往往需要购买和维护大量的计算设备，这不仅需要大量的资金和人力投入，还会产生大量的浪费和闲置。而云计算通过虚拟化和自动化管理技术，可以将计算资源进行汇聚和优化，使得计算资源的利用率更高，从而减少了资源的浪费和成本。

（2）云计算带来了更灵活的计算资源利用。云计算可以根据用户的需求和使用情况，动态地调整计算资源的配置和使用方式。例如，用户可以根据自己的需要，灵活地选择不同类型和规模的计算资源，也可以根据实际的负载情况，动态地进行资源的扩缩容，从而实现更加灵活和高效的计算资源利用。

（3）云计算带来了更加安全和可靠的计算服务。云计算通过提供多重备份和冗余机制，保证了计算服务的高可用性和数据的安全性。同时，云计算还提供了丰富的安全防护和监控机制，能够及时发现和处理安全漏洞和攻击事件，从而提高了计算服务的安全性和可靠性。

（4）云计算带来了更广泛的应用场景和服务。云计算不仅可以提供基础的计算资源和服务，还可以扩展到更广泛的应用场景和服务。例如，云计算可以支持大规模的数据存储和处理、高性能计算和科学计算、人工智能和机器学习等。同时，云计算还可以提供丰富的应用程序和服务，如在线办公、电子商务等，为用户提供更加便捷和高效的应用体验。

（5）云计算带来了更加环保的解决方案。通过实现计算资源的共享和汇聚，云计算可以大幅度减少计算设备的数量和能源消耗，从而降低了对环境的影响。同时，云计算还可以通过绿色数据中心、可再生能源等技术手段，实现更加可持续和环保的计算模式。

对个体用户来说，云计算的发展让生活变得更加简单（不必更换任何软件）。在云计算网络平台上，每个人都可以在几分钟内建立、开通自己的网站，空间大、速度快、费用低、信息安全。云中的数据可以无限增加。而数据的增加只是服务器数量的增加，系统提取数据的速度不受影响。云计算也令信息搜索更快、更精准、更丰富。使用一种以云计算为基础的电子邮件服务意味着你的电子邮件数据和应用程序将存储在云服务器中，而不是你个人或组织的本地设备中。随着云计算的服务增多，同样的事情也将会在其他的文档和数据上实现。

对企业来说，通过转变成使用以云计算为基础的电子邮件、会计及客户追踪体系，企业能够降低所用系统的复杂性和维护的成本，因为所有的一切都运行在一个网页浏览器之内。企业不再在"孤岛"中生存，在云计算网络平台上，通过搜索引擎目标核心优化技术放大经营者有价值的信息，信息体在开放的云平台上自由平等地展示，让客户能通过互联网快速找到企业。与此同时，云计算服务提供商也能够通过规模效应获得利润。

此外，云计算网络平台采用技术手段能够对社会公共信息资源进行社区化管理划分，打破了少数利益集团独享公共信息资源的局面。庞大的社区网站运营商拥有该社区的公共信息资源，并通过信息资源的转换获得经济利益。

4.2 从云计算到医疗云

作为云计算在医疗领域的重要应用，医疗云是指将医疗信息化和云计算技术结合起来，为医疗机构、医生和患者提供全面、高效、安全和可靠的医疗信息管理和服务的平台。医疗云可以提供多种医疗服务和应用，为人们的健康保健和疾病治疗提供全新的思路和方式。

4.2.1 如何实现医疗云？

在医疗领域，云计算技术已经被广泛应用。医疗云是在云计算基础上，专门针对医疗领域所开发的一种应用形态。它基于云计算技术，将医疗信息系统和医疗数据存储于云端，以便于医护人员进行实时的数据访问、共享和分析，从而实现医疗信息的全面管理和应用。

想要实现从云计算到医疗云，需要经历几个必要的步骤。

首先，要构建云基础设施。医疗云需要一个强大的云基础设施来支持医疗数据的存储、管理和分析。云基础设施应该包括计算资源、存储资源和网络资源，同时应该具备高可用性、高性能、高安全性和高扩展性。

其次，为了将医疗数据引入到云计算平台中，需要对医疗数据进行数字化和管理。数字化可以将医疗数据从纸质或非结构化的形式转换为结构化的数字化数据，方便医疗数据的存储和分析。数据管理包括对医疗数据的分类、归档、备份和恢复等操作。

再次，医疗机构可以通过云计算平台上的分析工具，对医疗数据进行分析和挖掘，以发现医疗领域的新知识和规律。这些分析工具可以帮助医生更好地了解患者的病情、诊断和治疗方案，提高医疗服务的质量和效率。

最后，医疗机构可以通过云计算平台提供的服务，将医疗数据共享给其他机构或个人。这些服务可以帮助医疗机构实现数据共享和协作，促进医疗知识的共享和交流，提高医疗服务的质量和效率。

4.2.2 医疗云的优势

云计算为医疗领域提供了极大的发展机遇。基于云计算的医疗云至少拥有以下5个优势。

（1）数据安全性高。医疗云平台采用多种技术保证数据的安全性，如数据加密、身份认证、防火墙、备份等。同时，医疗云平台必须遵守相关法规和隐私保护的规定，确保患者的医疗信息不被泄露。

（2）数据可共享且互通性强。在医疗云平台上，医疗数据被统一存储，可通过合适的权限管理机制进行共享和访问。医疗云平台可以打通医疗机构之间的信息壁垒，实现多点互通，提高医疗信息的利用率和医疗水平。

（3）系统可扩展性强。医疗云平台可以根据实际需求随时扩展计算和存储能力，可实现弹性扩展，从而满足医疗机构不断发展和变化的需求。

（4）数据处理效率高。采用云计算技术的医疗云平台可大幅提高数据处理的效率和性能，提升医疗信息系统的响应速度和处理能力，使医疗信息的获取、传输、处理、共享和分析更加便捷、高效、可靠。

（5）数据标准化。医疗云平台可以规范医疗信息的格式、结构和标准，实现医疗数据的规范化和标准化，从而方便数据的交互和共享，提高医疗信息的利用价值。

4.2.3　医疗云+人工智能

人工智能在医疗云中扮演着重要的角色。医疗云中存储了大量的医疗数据，包括患者的个人信息、病历、化验单、影像资料等。这些数据对医学研究和临床诊疗具有重要意义，但是对医生来说，如何从这些数据中获取有用的信息是一个巨大的挑战。人工智能通过医疗云数据分析和挖掘，可以为医生提供更加准确和个性化的诊断和治疗方案，同时也可以为患者提供个性化的健康管理服务。

一方面，人工智能与医疗云的结合，能提高医疗服务的效率和精准度，减轻医生的工作负担。在医疗云中，人工智能可以通过对大量医疗数据的分析和学习，为医生提供更加准确、安全、有效的诊断和治疗建议，从而提高医疗服务的效率和精准度。此外，人工智能还可以减轻医生的工作负担，为医生节省更多时间和精力，让医生更加专注于患者的治疗和护理工作。

另一方面，人工智能与医疗云的结合，能降低医疗成本和风险。在医疗云中，人工智能可以通过对大量医疗数据的分析和学习，提供更加个性化的治疗方案和预防措施，从而降低医疗成本和风险。此外，人工智能还可以通过康复监测和健康管理，帮助患者更好地掌握自身健康情况，预防疾病的发生，从而减少医疗服务的需求。

随着医疗云和人工智能技术的不断发展和应用，医疗服务将逐渐从传统医疗模式向互联网和科技的方向转型。未来，医疗云和人工智能技术将得到更广泛的应用和普及，推动医疗健康产业的升级和发展。

4.3　医疗云在医疗信息化方面的应用

医疗信息化的核心是将医疗信息数字化，并通过互联网、人工智能等技术手段进行共享和交流。医疗云作为一种高效的数字技术，可以极大地促进医疗信息化的发展，为患者提供更加便捷、高效、安全的医疗服务。医疗云在医疗信息化方面的应用非常广泛，包括病历管理信息化、医学影像信息化、电子处方信息化、医疗保险信息化、健康管理信息化、医学研究信息、人工智能医生管理等方面。通过医疗云平台，医疗机构可以实现医疗数据的集中管理和共享，医生和患者可以随时随地访问和管理医疗数据。

4.3.1　病历管理信息化

当前，电子病历管理已经成为医疗信息化的重要组成部分之一。通过医疗云平台，医疗机构可以实现电子病历的实时存储、管理和共享。医生可以通过电子病历系统随时查询患者的病历信息，以便更好地了解患者的病情和制定治疗方案。

平安好医生旗下的"一帖通"平台就实现了医疗云在电子病历管理方面的应用，为患者提供便捷、安全、高效的医疗服务。"一帖通"的电子病历管理工具主要由两个部分组成：云端和客户端。云端是指平安好医生服务器中的系统，客户端则是指医生和患者通过手机应用或计算机浏览器使用的系统。云端和客户端通过互联网连接，实现数据的实时同步和共享。"一帖通"电子病历管理工具的实现，主要涉及以下几个方面：第一，数据收集和录入，即医生在诊疗过程中通过客户端向云端上传患者的个人信息、病史、体检数据、检查结果、诊断结论等信息，云端将这些数据整合存储在服务器中；第二，数据管理和分析，即云端对上传的数据进行统一管理和分类存储，医生可以通过客户端快速检索和查看患者的电子病历，并进行病历分析和疾病诊断；第三，数据共享和安全，即医生可以通过客户端将患者的电子病历分享给其他医生，实现多学科协作。同时，"一帖通"平台采用多重安全措施，保护患者的隐私和病历数据的安全。在实际中，"一帖通"电子病历管理工具已经得到广泛的应用和推广。

华润三九医药有限公司的"零售药房电子病历管理平台"也通过云计算技术实现电子病历的集中存储和管理，为患者提供快捷、安全的电子病历查询和管理服务，同时为医疗机构提供更加高效的病历管理和数据分析服务。

阿里云的医疗云平台提供了一种名为"智慧电子病历"（Smart EHR）的解决方案，旨在为医疗机构提供全面的电子病历解决方案。该平台可以对患者的医疗记录进行分类和整合，提供可视化的报告和分析，从而帮助医疗机构实现高效的医疗信息化管理。

尽管当前的这些基于云的电子病历还只是处于数字化的初级阶段，但随着人工智能技术的深入，未来，医疗云在病历管理方面还将向自动化、智能化的方向发展。首先，未来的医疗云将会采用自然语言处理技术，实现对医生、护士、患者等多方输入的语音或文字信息的自动分析、归纳和提取，从而构建完整的电子病历档案。其次，未来的医疗云将利用人工智能技术对病历档案进行智能化分析，通过对大量病例数据的学习和总结，发掘出潜在的诊疗规律和风险因素，提供更加准确、全面的诊断和治疗建议。再次，未来的医疗云将采用数据挖掘技术，从大量的医疗数据中挖掘出疾病的流行趋势、高发人群等信息，并根据这些信息提供个性化的疾病预防和管理建议，为人们的健康保驾护航。最后，未来的医疗云将推出一系列智能化的病历管理工具，如医学影像智能分析、疾病预警系统等，帮助医生更加高效地诊断、治疗和预防疾病。

4.3.2　医学影像信息化

医学影像包括 X 射线影像、CT 影像、MRI 影像等影像资料。传统的医学影像管理方式需要借助胶片或光盘，容易出现信息遗失、传输困难等问题。而医疗云平台可以帮助医疗机构进行医学影像存储和共享，将医学影像数字化存储，实现医学影像的远程传输、共享和交流，提高医疗服务的质量和效率。此外，医疗云平台还可以通过人工智能技术进行医学影像的智能识别和分析，提供辅助决策的支持。

腾讯的医疗云平台"腾讯医疗影像云"为医疗机构提供医学影像的存储和共享服务，可以将医学影像和报告实时传输到云端，便于医生进行远程诊断和交流。从平台架构来看，"腾讯医疗影像云"的架构包括存储层、服务层和应用层 3 个部分。存储层主要负责数据的存储和管理，采用分布式存储技术实现数据的高可用性和高可靠性。服务层是平台的核心部分，包括数据处理、数据分析、算法计算、安全控制等多个服务模块。应用层则提供基于 Web 和移动终端的医学影像服务。从平台功能来看，"腾讯医疗影像云"提供了云端存储的方式，实现了医学影像的集中存储和管理。医疗机构可以将影像数据上传至平台，通过云端存储技术实现数据的备份和容灾，保证数据的安全性和可靠性。平台还提供了灵活的权限控制和数据共享机制，使得医生和患者能够更加方便地获取和分享影像数据。

此外，"腾讯医疗影像云"支持多种影像格式的上传和解析，并提供了丰富的影像诊断工具，包括放大、缩小、旋转、对比度调整等基本功能，以及分割、分层、三维重建等高级功能。平台还支持医学数字成像和通信（Digital Imaging and Communication in Medicine，DICOM）标准，可以方便地与其他医疗设备和系统进行数据交换。并且，"腾讯医疗影像云"支持 AI 算法的接入和应用，可以为医生提供更加准确、快速的诊断服务。平台还提供了多种预置的 AI 算法，如肺结节检测、乳腺癌筛查、脑出血检测等算法，帮助医生更好地完成诊断工作。

华为云的医疗云平台提供了一种名为"医疗影像 AI 解决方案"的服

务，支持医学影像的智能识别、分类、处理和分析。该解决方案可以对影像数据进行深度学习和神经网络分析，提高影像数据的诊断准确性和处理效率。

随着人工智能技术的发展和普及，未来，医疗云的医学影像应用将变得更加智能化和高效化。首先，未来的医疗云将会集成先进的医学影像分析技术，可以准确、快速地识别和标记出病灶的部位、大小、形态等信息，提高医生诊断的准确性和效率。其次，未来的医疗云可以将影像数据与临床数据相结合，为医生提供更全面的患者信息和疾病分析结果。再次，未来的医疗云将会普及医学影像的数字化存储和管理，数字化医学影像可以方便地在医疗云中进行存储、传输和共享。医生和患者可以通过医疗云随时随地访问影像数据，而不必担心丢失；数字化医学影像的共享也有利于跨机构合作和医疗资源的优化分配。

最后，未来的医疗云将致力于实现医学影像的自动化处理和分析。通过深度学习和机器视觉技术，医疗云可以快速识别和分析影像中的异常信号，并进行自动化的标记和分类，从而减少医生的工作量，提高医生的工作效率。

4.3.3　电子处方信息化

当前，通过数字化、标准化、网络化、信息化等手段，医疗云已经实现了电子处方的在线开具、调配、审核、存储、共享等功能，为患者就医和医生开药提供了便捷、安全的服务。医生可以在电子病历系统中开具电子处方，药房可以通过医疗云平台进行调配，药师可以通过医疗云平台进行审核，药店可以通过医疗云平台进行存储和共享，实现了处方的全生命周期的电子化管理。

传统的纸质处方需要医生手写，而且药房和药店需要手动录入信息，容易出现信息错误、处方错误等问题。而医疗云技术可以实现电子处方的自动化填写和传输，减少人为因素的干扰，提高处方的准确性和效率。同时，医疗云平台还可以通过药品数据库和规则引擎进行药品的相互作用检查和剂量控制，减少处方错误的发生率。并且，医疗云技术可以实现患者用药的跟踪和监控。医疗云平台可以记录患者的用药信息，包括药品名称、药品剂量、用药时间、用药频次、用药周期等，医生可以通过医疗云平台实时了解患者的用药情况，及时调整用药方案，避免药品的滥用和误用。

医疗云在电子处方方面应用的一个典型例子是"好药师"平台。"好药师"作为一家互联网医疗企业，其主营业务是在线问诊和电子处方服务。"好药师"的电子处方服务可实现在线开具处方和药品配送，医生在平台上开具电子处方后，患者可以选择自取或在线购买；平台还提供了药师在线咨询服务，以确保患者正确使用药品。

随着人工智能技术的深入，未来，医疗云在电子处方方面也将有更多的应用。首先，未来的医疗云将会提供安全、可靠的电子处方存储和管理服务，医疗云平台可以确保电子处方的安全存储和管理，保护患者的隐私和处方信息的完整性。其次，未来的医疗云将会为医生和患者提供方便的访问电子处方的途径，减少不必要的时间和精力消耗，提高医生和患者的满意度。再次，未来的医疗云将会借助人工智能技术对电子处方进行分析和优化。通过收集和分析大量的处方数据，医疗云可以帮助医生了解各种药品的效果和副作用，为医生提供更准确、更个性化的用药建议；医疗云还可以利用自然语言处理技术和机器学习算法自动生成标准化的处方，提高处方的规范性和质量。最后，未来的医疗云将会为药房提供便捷的电子处方配药服务和经营管理工具。药房可以通过医疗云平台获取患者的电子处方信息，实现精准配药和药品的跟踪管理；医疗云还可以提供药品的信息和库存管理，为药房提供更好的经营管理工具。

4.3.4　医疗保险信息化

医疗云在医疗保险方面的应用主要体现在两个方面：一是医疗保险的理赔和结算，二是医疗保险数据的管理和分析。通过医疗云平台，再结合人工智能技术，医疗保险行业就可以实现数据的云端存储，实现对患者的风险评估，提高核保员的工作效率，从而实现医疗保险的智能化管理和风险控制；通过大数据和云计算技术可以实现对参保人员的个性化服务，根据患者的健康状况、生活习惯、疾病风险等情况进行精准化保险设计，提高医疗保险服务的针对性和效率，同时也为医保政策制定提供了可靠的数据支持。值得一提的是，医疗云在医疗保险方面的应用，需要与医院、药店、保险公司等多方面进行数据共享和协作。

平安产险"e医保"平台是一个在线医疗保险理赔平台，该平台集成了医疗云、人工智能、区块链等技术，实现了在线理赔、电子保单、电子卡等功能。该平台可以为用户提供全流程在线理赔服务，包括医院信息录入、保单信息查询、病历上传等。通过与医院、药店等合作，该平台可以快速获取用户的医疗数据，实现精准理赔和结算。

百度医疗云平台是一个基于云计算、大数据、人工智能等技术，为医疗保险行业提供数据管理和分析的平台。该平台可以对医保数据进行存储、分析、挖掘和可视化，为医保政策制定提供数据支持。同时，该平台还可以实现医院、药店、保险公司等多方面数据的共享和协作，为医疗保险行业提供全方位的数据支持。

"阳光医保"是一个基于云计算、大数据、人工智能等技术的医疗保险理赔平台，由中国人寿保险公司开发。该平台可以实现在线理赔、在线报销等功能，为用户提供便捷的医保服务。通过与医院、药店等合作，"阳光医保"可以实时获取用户的医疗数据，实现精准理赔和结算。

显然，目前借助医疗云已经构建出了相应的医疗保险评估机制。随着人工智能医生及人工智能医疗保险评估体系的构建，在接入患者及个人健康数据之后，就能构建出具有预测性、精准化的医疗保险体系。

4.3.5　健康管理信息化

医疗云可以帮助医护人员实现对个人的全生命周期管理，同时也可以帮助个人管理自己的健康信息，从而更好地预防和管理慢性疾病等健康问题。医疗云在健康管理方面的应用包括健康档案管理、健康监测、健康教育等。具体来看，首先，医疗云可以为个人建立电子健康档案，包括基本信息、健康状况、病史、用药记录等内容。医护人员可以通过医疗云查看个人的健康档案，及时了解个人的健康状况，进行全生命周期管理。同时，个人也可以通过医疗云管理自己的健康档案，更好地管理自己的健康信息。其次，医疗云可以与各种健康监测设备连接，如血压计、血糖仪、心率监测器等。个人可以使用这些设备监测自己的健康指标，将数据上传到医疗云上进行存储和分析。医护人员可以通过医疗云查看个人的监测数据，及时发现健康问题，进行干预和管理。最后，医疗云可以为个人提供健康教育服务，包括健康知识、预防保健等方面的内容。医护人员可以通过医疗云发布健康教育信息，帮助个人更好地了解自己的健康状况，提高健康意识和健康水平。

"达芬奇健康管理"是一款基于医疗云的健康管理产品，旨在为用户提供全面的健康管理服务。该产品由北京达芬奇信息技术有限公司开发。"达芬奇健康管理"采用云计算技术，将个人健康数据存储在云平台上，用户可以随时随地访问自己的健康数据，进行健康管理。同时，"达芬奇健康管理"会根据用户的个人信息、健康状况和生活习惯等，为用户制订个性化的健康管理计划，包括饮食、运动、用药等方面。此外，"达芬奇健康管理"集成了多种健康数据，包括个人健康档案、电子病历、检查报告等，用户可以方便地管理自己的健康数据。

在人工智能技术的支持下，未来，医疗云的健康管理应用将会越来越普及和精细化。一方面，人工智能可以对个人的健康数据进行分析，提供个性化的健康建议和预防措施。例如，通过分析个人的睡眠、运动、饮食等数据，人工智能可以推荐有针对性的健康方案，帮助个人改善健康状况，预防疾病的发生。另一方面，人工智能还可以对大数据进行分析，挖掘出人们在健康方面的规律和趋势，提供给医疗行业和相关政府部门进行参考。例如，通过分析大量的健康数据，人工智能可以发现一些潜在的疾病风险因素，从而提醒公众注意相应的健康问题。

未来的医疗云还可以将人工智能技术与传感器技术相结合，实现对人体健康状况的实时监测。例如，通过可穿戴设备收集个人的心率、血压、体温等数据，医疗云可以对这些数据进行实时监测和分析，及时发现异常情况并采取相应的措施。

4.3.6　医学研究信息化

医疗云不仅可以为医疗服务提供方提供便利，还可以支持医学研究工作。在医学研究方面，医疗云可以支持大数据的收集和分析，使医学研究更加准确和高效。例如，医疗云可以收集和存储大量的医疗数据，包括临床数据、基因数据、病历数据、药物数据等，这些数据可以帮助医学研究人员更深入地了解疾病的发病机理、病理生理过程和治疗效果。当然，未来的医疗云将积累越来越多的医疗数据，其中包括病历、医学影像、生理指标等各种信息。通过人工智能技术的应用，医疗云可以对这些数据进行分析和挖掘，从而发现医疗领域的新知识和规律。例如，华大基因在其生物信息学研究中心建立了一个基于云计算和人工智能的生物信息学分析平台，名为"Gencore Cloud"。这个平台可以为研究人员提供基于云计算的高速数据处理和分析、大规模数据存储和管理、数据可视化等服务，支持从基因组学、转录组学、蛋白质组学到代谢组学等多个层面的生物信息学分析。国家基因库已经开始了基因数据的共享计划，通过云计算和医疗云平台，使得研究人员可以方便地获取大规模的基因数据并进行分析和解读。

医疗云还可以打破医疗机构之间的数据孤岛，实现跨机构数据共享。未来的医疗云可以作为一个医学研究的平台，促进研究合作和知识共享。医疗云可以为医学研究人员提供协作工具，如在线会议、文件共享等，以便研究人员之间更好地合作。同时，医疗云还可以建立一个医学知识库，将医学领域的知识和数据集中起来，以便更好地推进医学研究的发展。这样，医学研究人员就可以更容易地获取不同机构的数据，进行跨机构的研究分析，提高研究的可信度和代表性。

此外，医疗云还可以协助药物研发，通过收集和分析大量的药物数据和临床试验数据，提高药物研发的准确性和效率。通过人工智能技术的应用，医疗云可以建立疾病模型，预测疾病的进展和治疗效果，从而帮助医学研究人员更好地理解疾病的本质和机制。同时，医疗云还可以帮助药物研发公司设计更有效的药物，加速新药研发的进程。例如，医疗云可以利用人工智能技术对药物分子进行模拟和优化，以提高药物的疗效和安全性。

4.3.7 人工智能医生管理

未来，随着人工智能技术的不断发展和应用，人工智能医生将逐渐普及。人工智能医生是一种利用人工智能技术实现自主诊断、制定治疗方案和进行手术的医生，具有较高的效率和精准度。而在人工智能医生普及的情况下，医疗云还将成为实时管理和监控人工智能医生的重要工具。

首先，医疗云可以实现人工智能医生的实时管理。人工智能医生的工作基于大量的医疗数据和知识，需要不断地更新和优化。基于此，医疗云可以将医疗数据和知识存储在云端，并提供给人工智能医生使用。同时，医疗云还可以对人工智能医生进行实时监控和管理，包括人工智能医生的工作状态、诊断结果和治疗方案等。根据人工智能医生的工作情况，医疗云可以及时提供反馈和调整，从而不断提高人工智能医生工作的效率和精准度。

其次，医疗云能够为人工智能医生提供多维度的医疗数据和知识支持。人工智能医生的工作需要大量的医疗数据和知识支持。医疗云可以整合来自不同医疗机构和医疗系统的医疗数据和知识，包括病历、医学影像、检查结果和治疗记录等，通过大数据和人工智能技术对医疗数据和知识进行分析和挖掘，从而提供多维度的医疗数据和知识支持，帮助人工智能医生更好地实现诊断和治疗。

再次，医疗云可以帮助实现多方数据的共享和交流。人工智能医生的工作需要多方数据的共享和交流。医疗云可以实现多方数据的共享和交流，包括来自医疗机构、医生和患者等的数据，从而帮助人工智能医生更好地获取和利用医疗数据和知识。

　　最后，医疗云可以保护人工智能医生的安全和隐私。人工智能医生的工作需要大量的医疗数据和知识支持，涉及患者的隐私和机密信息。医疗云可以采取多种安全措施，包括数据加密、访问控制和安全审计等，保证医疗数据和知识的安全性和隐私性，从而保护人工智能医生的安全和隐私。

产业篇

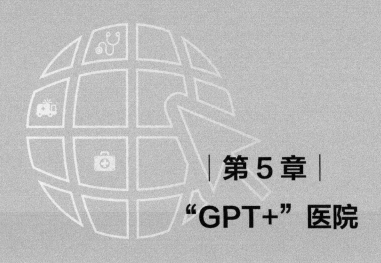

|第5章|
"GPT+"医院

5.1 医改的必选项

当前，在新医改步入第2个"十年"的背景下，在顺应医改潮流的同时，人工智能技术也成为医改的重要辅助手段。越来越多的医疗机构开始将人工智能技术与医疗服务、医院管理深度融合，推动服务升级，提升患者就医体验和医院现代化管理水平。利用人工智能技术，加强精细化管理，着力提升服务效率和服务质量，为患者提供更加方便、快捷、优质的医疗卫生服务已经成为医院的必然选择。迅猛发展的人工智能，究竟为医院的发展注入哪些新的活力？又给医生的诊疗行为带来哪些变化？

目前，人工智能在医院中的应用场景可以分为两类：第1类是智慧诊疗服务，如为患者提供医疗咨询、医疗预约等，这也是当下最热门的领域；第2类则是医疗机构智慧管理，更多服务于医院的医疗和运营管理。

5.1.1 智慧诊疗服务

从智慧诊疗服务的场景来看，具体又包含诊前阶段、诊间阶段和诊后阶段。

1. 诊前阶段

在诊前阶段，已经有许多医院用上AI智能导诊来帮助患者进行问诊。毕竟，现代医学的学科设置已经越来越细，以病症为基础设置医疗专业成为全球趋势。例如，心血管内科已经是临床医学三级学科，而根据患者症状的不同，心血管内科还可以细分为高血压、冠心病、心律失常等多个专业。这可以为相关疾病患者提供最为精准的医疗服务。但很多初次就诊的病人，因为缺乏医学常识，往往会"挂错号""找错医生"。AI智能导诊则有效解决了这一难题。

例如，武汉大学人民医院上线的"AI智能导诊"就是基于人工智能技术，通过模拟诊前咨询流程，引导患者对病症进行描述和理解。从武汉大学人民医院官方微信公众号或"武大云医"互联网医院平台的"预约挂号"窗口进入，点击"智能导诊"，AI导诊助手就可以开始服务。在这个过程中，患者根据提示手动输入自己的基本症状，通过智能人机对话方式，该系统会依据大数据一步步帮助患者"诊断"，并最终推荐就医的科室和相关专家。患者可自主选择，实现"一键挂号"。这一模式将精确的导诊服务前置，从源头上让医疗服务更高效。除进行导诊外，AI导诊助手还设置了"智能问病""智能问药""指标百科"等模块。在"智能问病"模块，在对话框中输入疾病名称，即可获取相关疾病知识，同时会推送系列科普文章。在"智能问药"模块，输入药品名，会弹出各个生产厂家的药品介绍，并附带完整的电子说明书。在"指标百科"模块，输入医学检查相关问题，就会反馈相应指标的含义，并弹出CT检查、MRI检查、胃肠镜检查等检前准备的提示。

除武汉大学人民医院外，当前许多医院都已经配置了智能分诊模型。在上海，"AI预问诊"正在服务越来越多的医生和患者。患者挂号后就诊前，可以通过医院微信公众号首页和推送信息，以及线下物料扫码等多种途径进入预问诊。"AI预问诊"从患者主诉出发，模拟医生问诊思路，从既往史、过敏史、用药史、手术史等多维度进行病史采集，可以支持患者通过文字输入、语音识别、图文点选等不同方式录入信息，还支持检验单等资料上传和解读。如果患者在预问诊过程中遇到不了解的医学名词，则平台可以通过文字、图片等多种形式为其解答。患者填写完病情信息后，系统将智能生成诊前报告，同步到医生工作站。这样患者就诊时，医生就能快速了解患者的病情，从而进行更精准的问诊。与此同时，医生还可以在诊前报告的基础上进行病历书写，从而提高病历书写的效率和规范程度。

尽管目前这些人工智能技术还只是基于大语言模型突破之前的技术，系统的应用智能化与人性化还有待优化，但在诊前阶段结合人工智能技术，让我们看到了人工智能进入诊疗环节的价值。这不仅节省了医生的时间，提高医患沟通的效率和问诊质量，也让医院的管理更有效率。

2. 诊间阶段

当前，医患的沟通非常短暂，尤其是在大型三甲医院，医生的诊疗任务非常繁重。在这样的情况下，人工智能的介入，将协助医生极大地提高诊断效率。

将人工智能技术与各类医学影像联动，可进一步提高临床医生诊断的效率和精准度，为后续治疗及判断提供支持。医学影像AI系统可实现在短时间内对大量放射影像与数字病理数据进行汇聚和分析，通过对医学影像数据的采集、处理、使用及管理等方面进行标准化描述及溯源，为诊疗系统提供标准化数据保障，为疾病早发现、早诊断、早治疗提供数据支持，实现AI赋能疾病诊疗。当前，人工智能技术在医学影像中使用较为成熟的领域为肿瘤影像，其在乳腺癌、肺癌筛查诊断中的作用越发凸显，可辅助医生发现早期病变及进行风险辨识。

过去，电子病历撰写、病案整理等工作占据了医生的大量精力——临床医生作为病案首页数据质量保障的第一责任人，填写的病案质量关乎着患者的后续诊疗及医院的数据质量。但是，部分医院目前仍面临着主要诊断选择错误、诊断书写不规范、手术操作书写不规范或遗漏等情况。由于临床诊断体系与国际疾病分类（International Classification of Diseases，ICD）体系存在很大差异，临床医生在选择疾病诊断及手术操作名称与编码时，错编漏编现象时有发生，进而会导致病案首页数据质量尤其是编码质量低下的问题。现在，智能病案机器人可以实现自动生成编码，帮助医生快速适应医改的要求。智能病案机器人通过高度模拟病案专业人员解读病历，并运用病案专业知识完成病案管理工作的行为，有效地从电子病历文本中识别病理、病因、解剖部位、临床表现等疾病诊断相关特征，以及手术操作、药品、耗材等疾病治疗相关特征，结合病案管理专业要求，自动生成病案编码，达到了提高编码准确性和工作效率、全面提升病案首页数据质量的效果，进一步提高了医院精细化管理的水平。这就可以使医生从枯燥、琐碎的编码工作中解放出来，让医生专注于为患者提供优质、有效的诊疗服务，而不是将时间耗费在诊疗以外的事项上。

3. 诊后阶段

在经过了诊前阶段、诊间阶段后，患者就医就来到了诊后阶段。诊后阶段最具代表性的应用就是手术机器人。手术机器人可以通过精准的机械臂和控制系统，帮助医生进行高难度手术和微创手术，从而减轻医生的手术负担，提高手术的精度和成功率。例如，在神经外科手术领域，手术机器人可以通过高精度的机械臂和控制系统，帮助医生进行颅脑手术和脊柱手术等高难度手术。这些手术需要医生对神经解剖结构和手术器械的操作非常熟悉，而手术机器人可以通过高精度的控制降低手术操作的难度和风险。

例如，达芬奇手术机器人是目前应用最广泛的手术机器人之一。达芬奇手术机器人是由美国 Intuitive Surgical 公司开发的，已经在全球范围内广泛使用。达芬奇手术机器人由 3 个部分组成：手术台、控制台和机器人臂。手术台是用来放置患者的，机器人臂是用来操作手术器械的，控制台则是由医生控制机器人臂和手术器械的地方。达芬奇手术机器人可以进行多种手术，包括肿瘤切除手术、心脏手术、妇科手术和泌尿外科手术等。例如，在泌尿外科手术领域，达芬奇手术机器人可以帮助医生进行前列腺癌手术、肾脏切除手术和膀胱切除手术等高难度手术。使用达芬奇手术机器人进行手术，可以大大降低手术风险，减少患者的出血量，还可以减轻患者的痛苦，缩短恢复时间。

又如，双模式手术机器人是一种新型的手术机器人，它具有两种操作模式，即手动模式和自动模式。在手动模式下，医生可以像传统手术那样使用手术器械进行手术操作；而在自动模式下，机器人会根据医生的指令和手术数据自动进行手术。双模式手术机器人可以用于多种手术，包括脑部手术、胃肠手术和骨科手术等。例如，在脑部手术领域，双模式手术机器人可以通过高精度的机械臂和控制系统，帮助医生进行颅脑手术和脑瘤切除手术等高难度手术。使用双模式手术机器人进行手术，可以大大缩短手术时间，降低手术风险，提高手术的精度和成功率。

5.1.2 协助医院管理

借助人工智能技术，对医院诊疗、检验、检查、影像、病理、手术等大量的数据进行挖掘和整理，不但可以对医生的诊疗行为进行有效分析，还可以为医院管理工作的有效开展及医疗决策提供全面、准确、科学的依据。

（1）医院需要科学、合理地调配医疗资源，使医疗资源得以最大化利用。利用人工智能技术可以对医院内的医疗资源进行有效的分析和管理，从而帮助医院优化医疗资源的配置。例如，医院可以利用人工智能技术对患者入院的时间、地点、病情等信息进行分析，根据患者的病情和医生的科室分配，来合理地安排医疗资源，从而最大程度地提高医疗效率。例如，北京协和医院引入了人工智能自动化排班系统，基于医生和护士的工作量、时间安排，以及患者量、疾病类型等因素，自动推荐最佳的排班方案。该系统可以帮助医院提高医生和护士的工作效率，减少排班冲突和误差，同时避免了排班的重复性工作，实现了医院的智能化管理。又如，广东省人民医院采用人工智能床位管理系统，通过收集病床的使用情况、病房入住率、患者的病情等数据，自动调配床位，有效避免了病房资源浪费和患者等待时间过长的问题。此外，该系统还可以根据患者的就诊情况，自动调整病床的配备数量和病房的规划布局，实现了医院资源的智能化管理。

（2）电子病历是医院管理的核心内容之一。利用人工智能技术可以帮助医院管理电子病历，并且可以对电子病历进行智能化处理和分析，挖掘出潜在的医疗问题，提出治疗方案，为医生提供诊断建议，从而提高医疗服务的质量和效率。例如，北京大学人民医院就采用了自主研发的电子病历系统，通过引入人工智能技术，实现了病历自动归档、自动识别、自动归类、自动摘要等功能，这使得医生在查看病历时可以更加高效地找到所需信息。又如，上海交通大学医学院附属瑞金医院则通过引入基于深度学习的电子病历分类技术，实现了对大规模电子病历的自动分类，提高了医生的工作效率，减轻了医生的工作压力。

（3）医院需要对医疗质量进行全面的管理和控制，以保证医院的医疗服务质量和安全性。利用人工智能技术可以对医院内的各项医疗数据进行监测和分析，及时发现医疗风险和问题，制定改进措施，提高医院的医疗服务质量和安全性。例如，利用人工智能技术可以对医院内的手术操作进行实时监测和评估，发现操作中的不足，及时纠正，从而避免手术风险。

（4）医院需要对药品进行科学、合理的管理，以保证患者用药的安全性和有效性。利用人工智能技术可以对医院内的药品信息进行智能化的管理和监测，从而提高医院的药品管理效率和安全性。例如，利用人工智能技术可以对药品的库存量、药品的使用情况、药品的副作用等进行自动化分析，及时发现药品的问题和风险，并及时采取措施。

（5）医院需要对医疗设备进行科学、合理的管理和维护，以保证设备的正常运转和使用效果。利用人工智能技术可以对医疗设备进行智能化的管理和监测，及时发现设备的问题和风险，并及时采取措施，保证医疗设备的正常使用和效果。例如，利用人工智能技术可以对医疗设备的使用情况、设备的故障率等进行自动化分析，及时发现设备的问题和风险，并及时维修或更换设备。

（6）医院需要对医疗费用进行科学、合理的管理，以保证医疗服务的公正性和合理性。利用人工智能技术可以对医疗费用进行智能化的管理和监测，从而提高医院的医疗服务效率和公正性。例如，利用人工智能技术可以对医疗费用的计算、医疗保险的理赔、医疗服务的价格等进行自动化处理和分析，及时发现问题和风险，并采取措施。

可以说，人工智能结合医院管理不仅可以做到有效地扩大医院服务半径，还可以缓解医疗资源紧张的局面，促进医疗资源的合理配置，帮助降低成本，提高效率，提升医院的诊疗水平。利用人工智能技术，管理者还可以全面统筹医院管理工作，分析医院优势学科，打造医院核心竞争力，为医院的长远发展提供技术支持，实现高质量发展。

5.1.3　全球智能化医院TOP 3

在人工智能迅猛发展的背景下，《新闻周刊》和Statista对来自28个国家的300家领先使用人工智能、数字成像、远程医疗、机器人和电子功能的医疗机构进行了排名，旨在评估全球各地的智能化水平，并表彰在人工智能领域表现最为卓越的医疗机构。其中，排名前三的分别是Mayo Clinic-Rochester、Massachusetts General Hospital、The Johns Hopkins Hospital。

1. Mayo Clinic-Rochester

Mayo Clinic-Rochester位于美国明尼苏达州，拥有超过150年的历史，是全球知名的医疗中心之一。尤其是在医疗数据分析和预测方面，Mayo Clinic-Rochester已经开展了多项人工智能应用的研究和实践。

首先，Mayo Clinic-Rochester利用人工智能技术来分析患者的医疗记录，以预测患者的疾病风险和治疗效果。通过对大量的医疗数据进行分析，人工智能可以识别出患者的个体化危险因素和治疗方案，从而为医生提供更为精准的诊断和治疗建议。例如，Mayo Clinic-Rochester利用机器学习算法分析大量的肾移植病例，建立了预测患者肾脏排异的模型，可以根据患者的个体特征和治疗方案，预测肾移植患者的肾脏排异风险，从而为医生提供更为精准的治疗方案。

其次，Mayo Clinic-Rochester利用人工智能技术对医疗设备进行故障预测和维修管理。通过对医疗设备的数据进行分析，人工智能可以实现对设备的状态进行实时监控，并预测设备的故障风险和维修需求。例如，

Mayo Clinic-Rochester利用机器学习算法分析多个电子医疗记录系统，预测这些系统的故障风险和维修需求，从而提前进行设备维护和管理，减少了设备故障和停机时间，提高了医院设备的可靠性和效率。

最后，Mayo Clinic-Rochester利用人工智能技术对医疗资源进行优化调配。通过对医院的各种资源进行实时监控和分析，人工智能可以预测患者的就诊需求和医疗资源的供需状况，从而实现对医疗资源的优化调配和管理。例如，Mayo Clinic-Rochester利用机器学习算法分析医院的就诊数据，预测就诊需求的高峰期和低谷期，从而调整医疗资源的分配，提高了医疗资源的利用率和医疗服务的效率。

Mayo Clinic-Rochester利用人工智能技术，不仅可以更好地管理医院资源，提高医疗服务的效率和患者满意度，而且还可以提高医疗诊断和治疗的准确性和效果，从而为患者带来更好的医疗服务和治疗效果。

2. Massachusetts General Hospital

Massachusetts General Hospital（MGH）是美国著名的综合性医院，拥有广泛的医疗科研领域和强大的医疗团队。在人工智能应用方面，MGH一直处于领先地位，并通过人工智能技术，提高了医疗服务的质量和效率。

首先，MGH利用人工智能技术改善医学影像的分析和诊断。例如，MGH与GE Healthcare合作开发了一个名为"Edison"的人工智能系统，可以对MRI影像进行自动化分析。该系统可以大大减少医生的工作量，提高分析的准确性和速度。此外，MGH还开发了一些其他的人工智能系统，用于识别和分析医学影像中的特定疾病和病变。

其次，MGH利用人工智能技术进行疾病风险预测和管理。例如，MGH的计算机科学家和临床医生合作开发了一个名为"MIMIC"的数据库，其中包含大量的患者数据，包括生命体征、医疗史、药物治疗等。通过分析这些数据，人工智能系统可以预测患者的风险，并提供有针对性的诊断和治疗建议。

再次，MGH利用人工智能技术进行临床试验的设计和分析，以提高试验的准确性和效率。

最后，MGH 还在其他方面利用人工智能技术改善医疗服务。例如，MGH 的临床决策支持系统可以为患者提供个性化的诊断和治疗建议，并促进医生之间的知识共享和协作。此外，MGH 还在医疗保险的理赔处理中应用了人工智能技术，以提高处理的准确性和速度，减少人为错误。

3. The Johns Hopkins Hospital

The Johns Hopkins Hospital（JHH）是美国马里兰州巴尔的摩市的一所大型医院，成立于 1889 年。JHH 一直致力于利用先进技术和方法提高医疗服务的质量和效率，并一直在探索和应用人工智能技术。

在医学影像识别方面，JHH 与英特尔公司合作开发了一个名为"Disease Screening Architecture"的人工智能模型，该模型可以在胸部 X 线片上自动识别肺结节，并提供患者风险评估。该模型可以大大提高肺癌筛查的效率，缩短诊断时间，减少漏诊和误诊。

在临床决策支持方面，JHH 使用名为"APACHE"的人工智能模型对重症监护病房中的患者进行监测和诊断，以提高治疗效果和预测病情的变化。该模型可以根据患者的病历数据和生理参数自动识别患者病情，并提供预测结果和建议，帮助医生制定更加精准的治疗方案。

在医疗数据分析方面，JHH 利用人工智能技术来挖掘患者数据，以提高医疗服务的质量和效率。他们使用名为"Symphony"的人工智能平台对患者数据进行分析，帮助医生和管理人员识别病例模式、风险和概率，从而更好地预测患者的病情和治疗效果。

这些人工智能应用不仅可以帮助 JHH 提高医疗服务的质量和效率，还可以帮助医生制定更加精准的治疗方案，为患者提供更好的医疗服务。

5.2 当 ChatGPT 浪潮席卷医院

当前，人工智能在医院中已经有了较丰富的应用场景，在方便患者挂号、缩短就医等待时间、辅助诊断等方面，有效改善了患者就医体验。人工智能已经较广泛地应用于医院诊前、诊间、诊后各阶段。但与此同时，人工智能在医疗领域的进一步深度应用仍有不少问题待解决。在这样的情况下，以ChatGPT为代表的AI大模型的出现为"人工智能+"医院注入了新的活力，甚至带来了颠覆性的改变。

5.2.1　人工智能技术上的未解难题

尽管人工智能在医疗行业中具有广阔的发展前景，但在当前的实践中，它仍然存在许多限制和挑战。

1. 自然语言处理技术的限制

自然语言处理技术已经成为人工智能在医疗领域应用的重要组成部分。自然语言处理技术可以帮助医院处理大量的医学文献和病例数据，并将其转换为结构化的数据，从而帮助医生进行更精准的诊断和治疗。然而，由于自然语言处理技术的限制，人工智能在医院中的各种应用的发展受到了一定的制约。

一方面，自然语言处理技术目前仍然难以准确地理解医学文献和病例数据中的复杂语义和背景知识。医学文献和病例数据通常包含大量的专业术语和领域内的特殊用语，而这些专业术语和特殊用语的含义通常只有医学专家才能够完全理解。要想将这些数据转换为结构化的数据，往往需要具备较高的医学知识和语言处理能力。目前，自然语言处理技术在这方面仍然存在一定的难度。

另一方面，由于医学领域数据的复杂性，自然语言处理技术在处理医学文献和病例数据时还面临着数据量大、数据多样和数据质量不一致等问题。医学文献和病例数据涉及的领域广泛，数据类型多样，包括临床记录、影像数据、实验数据等。这些数据来源不同，格式不同，质量不一致，因此对这些数据需要进行大量的清洗、归一化和整合，才能够进行有效的处理和分析。目前，自然语言处理技术在这方面受到了一定的限制。

2. 机器视觉技术的限制

在机器视觉领域，医学影像的解释和分析仍然需要专业医生的人工干预，人工智能技术的准确性和可靠性仍然需要提高。

首先，在医院应用中，机器视觉技术可以用于医学影像的分析和诊断，但是由于医学影像的复杂性，机器视觉在处理这些数据时存在着很大的挑战。例如，医学影像通常包含大量的噪声和复杂的背景，这使得机器视觉难以正确地识别和分析影像中的细节和特征。此外，医学影像通常是三维或四维的，这使得机器视觉的处理时间更长，所用的资源成本也更高。

其次，机器视觉需要大量的训练数据来学习和提高自己的性能，然而在医院应用中，训练数据通常很少，并且不平衡，这使得机器视觉难以准确地学习和预测。例如，在医学影像中，正常影像可能比异常影像多得多，如果没有足够的异常影像来训练机器视觉，它就很难准确地识别和分析异常情况。

最后，机器视觉算法的不确定性和不可解释性也是"人工智能+"医院发展中的一个限制。机器视觉算法的输出结果通常是一个概率分布，而不是一个确定的结果，这意味着机器视觉不能始终保证结果的准确性。此外，机器视觉算法的决策过程通常是黑盒的，难以解释和理解，这使得医生难以理解算法的决策过程，从而难以完全信任算法的输出结果。

而针对这些技术限制，GPT的成功正在逐步改变着人工智能在医院应用中的应用情况。相比于传统的机器学习算法，GPT能够自动地从大量的数据中学习到复杂的模式和规律，更好地解决这些技术限制问题。

5.2.2　医院迈入GPT时代

随着ChatGPT和GPT-4的大火，以ChatGPT和GPT-4为代表的AI大模型也展现出了在医疗端应用的潜力。当前，阐述更准确、可实现多模态输入的GPT-4正在推动AI大模型在医疗领域加速应用。

根据OpenAI官网的描述，相比于ChatGPT，GPT-4最大的进化就在于多模态和长内容生成。其中的关键，就是"多模态"这个词。顾名思义，多模态就是不同类型数据的融合。使用过ChatGPT的人们会发现，它的输入类型是纯文本，输出则是语言文本和代码。而GPT-4的多模态意味着用户可以输入不同类型的信息，如视频、音频、图像和文本。同样的，具备多模态能力的GPT-4可以根据用户提供的信息，来生成视频、音频、图像和文本。哪怕同时将文本和图像发给GPT-4，它也能根据这两种不同类型的信息生成文本。

1. GPT-4助力电子病历的生产力解放

当前，患者的电子病历往往由医生手动录入医疗信息化系统，虽然医生可以根据信息化系统里面的模板去更改患者信息，但是面对一些较复杂、病程较长的病历，医生还是需要详细地记录追踪患者的情况，病历可能达上万字。而GPT-4将彻底使医生从繁重的文书工作中解放出来：GPT-4可以多模态输入数据并理解和梳理信息，这也就意味着GPT-4大模型可以输入患者和医生的对话并摘取关键信息，医生不用边问诊边记录，可以耐心地询问患者情况，只需要几秒钟，对话内容就能自动生成电子病历，然后自动导入当前的医疗信息化系统。

微软旗下的Nuance已经发布了与OpenAI的GPT-4集成的支持语音的医疗病历生成应用程序——DAX（Dragon Ambient eXperience）Express。DAX Express是第一个将会话和环境AI与OpenAI的GPT-4的高级推理和自然语言功能相结合的全自动临床文档应用程序。Nuance的环境AI技术旨在通过"倾听"医患就诊并做笔记来自动化临床文档。通过添加GPT-4，DAX Express可在患者就诊后的几秒钟内自动生成临床笔记草稿，以便立即进行临床审查。该解决方案还与电子病历软件紧密集成。

DAX Express建立在Nuance于2020年推出的DAX应用程序的基础上。Nuance医疗保健业务执行副总裁兼总经理戴安娜·诺尔（Diana Nole）表示，DAX Express将通过Nuance的Dragon Medical One语音识别应用程序实现，DAX Express将从2023年夏天开始以私人预览的形式提供给特定客户，一旦测试完成，将普遍提供给所有Dragon Medical One和DAX用户。目前，该解决方案已经部署在数百个医疗系统中。

2. GPT-4 为医生提供诊断决策备选

当前的CDSS可以提供给医生一些相关疾病科普以供参考。例如，患者头痛，CDSS就会列出所有引起头痛的常见原因及相关诊疗方法。具体下一步做什么检查进行确诊还是需要依靠医生的经验和判断，CDSS提供的更多是科普和参考的作用。

据微软研发和孵化中心副总裁Peter Lee介绍，GPT-4经过专业医疗数据训练后，可以根据自己整理的患者症状将可能的疾病及相关的诊疗方法排序，成为医生做决策的强力助手。如果医疗信息化厂商能够提供以往数据去对GPT-4进行专项训练，那么随着它准确性的提高，可以提供每个专病相对准确的患者病因和诊疗方法，降低医生的误诊率，从而提升基层医院的医疗水平。

3. GPT-4 实现高效多模态获取患者信息并准确分诊

当前的智能诊疗助手虽然已经能够进行分诊，提升问诊效率，但是分诊不是很准确，信息获取很粗浅。例如，患者进入在线问诊界面，可以根据关键词选择病症，如"咽炎"等，然后智能诊疗助手会提出已经设定的问题，患者手动输入回答后，即可分诊至值班医生。但目前，智能诊疗助手的问题设置得仍然比较粗浅，虽然可以语音输入和发送照片，但这些更复杂的信息仍需要医生去处理。同时，分诊也可能出现一些失误，如咽炎可能被分诊到中医科，但实际上此病症更适合到耳鼻喉科。

GPT-4则可以极大地提升在线问诊效率。GPT-4可以更机动灵活地跟患者对话，并从患者的描述中提取详细的信息，如获取和整理患者的症状、基本信息、过往用药史等方面。GPT-4甚至可以在线提取患者过往拍片中的信息，取代医生的部分工作。

5.3 GPT 医院和 GPT 医生

5.3.1 从智慧大脑到GPT医院

1. 智慧医院的构成要素

医院的未来，一定是智慧医院。人类是"智慧"的代名词，让我们以人体的构成作为类比，分析智慧医院应该具备的构成要素和特征。

第一是要有智慧大脑，负责思考和指挥。要建立知识库，并且不断学习和进化（人工智能、深度学习）。针对外部刺激，智慧大脑可以迅速对信息进行有效组织和组合，做出决策并指挥行为动作。

第二是要有感知器官，负责感知和采集。智慧大脑的思维判断需要众多信息输入作为依据，这就需要对医院的各种数据进行采集，既包括人员的行为数据、医疗过程及结果数据，也包括空间环境的信息等。

第三是要有血液循环，负责数据驱动。要不断汇聚临床表型数据和组学数据，并以个体行为数据为补充，形成临床大数据。这些数据传送到智慧大脑进行学习和决策，从而指挥行为动作。

第四是要有人体骨骼，即软硬件设施。要投入相关软硬件设施，使其互联互通形成一套整体体系支撑行为动作。

第五是要有人体四肢，即医疗和科研服务。要提供医疗和科研服务，包括招募、预约、检查、治疗、康复、随访等。

2. GPT 的助力

智慧大脑作为智慧医院最不可缺少的一部分，尤其需要GPT的帮助。

首先，GPT可以处理大量的医疗数据，包括病历、医学影像、检查结果等各种数据。这些数据在传统的医疗体系中往往需要人工处理，耗费大量时间和精力，而且容易出现漏诊或误诊等问题。而GPT可以通过深度学习等技术，自动识别和提取数据中的关键信息，快速进行处理和分析，并给出相应的诊断和治疗方案。

其次，GPT可以不断学习和优化自己的算法，提高准确性。在处理大量数据的过程中，GPT会自动学习和识别不同病例之间的相似性和差异性，不断优化自己的算法，提高诊断和治疗的准确性。

再次，GPT可以将医疗数据和病例信息与先进的医学知识和科研成果进行结合，提供更加科学和精准的诊断和治疗方案。

最后，GPT可以通过数据挖掘和预测分析等技术，预测和预防疾病的发生，提高预防和干预的效果，减轻医疗负担和压力。

5.3.2　GPT医生成为医生助手

未来，GPT医生将成为人类医生的重要助手，辅助人类医生进行更准确、更快速、更全面的诊断和治疗。

1. 在智能问诊方面

在智能问诊方面，患者可以通过语音或文字与GPT医生进行交互，GPT医生可以提供初步的诊断建议，包括病情诊断和治疗方案。GPT医生可以根据患者的症状和病史，快速识别患者的疾病类型，并向患者提供医疗建议和治疗方案。在很多情况下，GPT医生可以根据患者的症状提供预先制定的自助治疗方案，减少了患者到医院就诊的需求。

2. 在就诊方面

（1）在患者就诊过程中，内科GPT医生可以通过分析大量的医疗数据，辅助人类医生进行疾病诊断和治疗。内科领域有许多不同的专业，如心血管内科、神经内科、肿瘤内科等。人类内科医生需要根据患者的病史、体征、检查结果等信息，进行疾病诊断和治疗方案的制定。内科GPT医生则可以通过分析和学习医疗数据。快速了解各种疾病的诊断和治疗方案，并将这些信息提供给人类医生，以便人类医生在诊断和治疗患者时更加有效地利用这些信息。内科GPT医生可以通过分析患者的影像数据和病历信息，为人类医生提供更准确的诊断结果和治疗方案，并根据患者的具体情况进行个性化治疗方案的制定。此外，内科GPT医生还可以通过数据挖掘技术，发现疾病治疗的新规律和趋势，为人类医生提供更加全面的医学知识和治疗经验，帮助人类医生做出最佳决策。

（2）在患者接受手术过程中，外科GPT医生可以通过精准的手术规划、操作指导、手术监测等方式来帮助人类医生进行手术。外科手术是一项高风险、高难度的工作，医生需要具备丰富的经验和准确的判断力才能完成手术。外科GPT医生则可以通过学习大量的医学知识和手术经验，辅助人类医生进行手术。外科GPT医生可以通过分析患者的影像数据和病历信息，为人类医生提供更准确的手术方案，并在手术中提供实时的指导和监测。此外，外科GPT医生还可以通过虚拟现实技术，为人类医生提供更加真实的手术环境，帮助人类医生进行手术模拟和培训，提高人类医生的手术水平。

5.3.3　独立问诊的GPT医生

随着GPT的不断发展，GPT医生将成为常规疾病的主要诊治方式，甚至实现独立问诊。传统的医生可能需要经过多年的学习和实践才能对某些疾病进行准确的诊断和治疗，而GPT医生则可以通过对海量医疗数据的分析和学习，准确而快速地诊断出病情并提供相应的治疗方案。

当然，GPT医生需要经过大量的训练和学习，才能成为独立的常规疾病GPT医生。医疗机构需要向GPT医生提供充足的数据和病例，让GPT医生通过大量的学习和训练，掌握医学知识和技能，并逐步成长为独立的医生。这个过程类似于人类医生的培训和实践，需要大量的数据和算法支持。GPT医生需要从各个医学领域汲取知识，学习各种疾病的诊断和治疗方案，以及医学实践中的各种技巧和经验。

未来，随着医疗GPT的应用落地，GPT医生将成为医院的主力军，参与到各种医疗工作中，成为患者的主要医疗服务提供者之一。对于常见的疾病，GPT医生可以通过与患者的交流、分析病史和症状、进行必要的检查等，准确地诊断出病因，制定个性化的治疗方案，指导患者进行康复训练，并监测疗效，以便随时进行调整。GPT 医生在诊断和治疗常见病方面的应用还不止于此，它还能够进行自动化的药物治疗，监控患者的生命体征，并及时报警提示医护人员。此外，GPT 医生还能够为患者提供丰富的健康管理服务，包括健康咨询、健康评估、健康风险评估、预防保健等方面的服务。

与此同时，对于 GPT 医生的成熟和独立，还需要解决一些技术和伦理问题。一方面，GPT 医生需要具备更为丰富的知识储备和技能，从而能够处理更加复杂的疾病和情况。这就需要在技术上不断完善 AI 模型和算法，让其具备更高的智能水平。另一方面，GPT 医生的应用还需要遵守医疗领域的法律法规和伦理规范。例如，GPT 医生需要保护患者的隐私和数据安全，遵守医疗保密法律法规，同时也需要尊重患者的知情权和选择权。这就需要 GPT 医生和医疗机构在技术和管理上进行不断完善和提升。

总之，未来，GPT 医生取代常规疾病的诊治，是一种可能性，也是一种趋势。虽然现在仍存在一些技术和伦理问题需要解决，但是我们有理由相信，在不久的将来，GPT 医生将成为医疗领域的重要助手，为人类健康服务，为医疗行业的进步和发展贡献力量。

5.3.4 通向普惠医疗

当前，不同地区医疗资源和水平的差距依然存在。而未来，随着 GPT 医生的成熟和普及，不同地区医疗资源和水平的差距将得到弥合，医疗也将走向一种更为普惠的医疗。

究其原因，首先，GPT 医生不受地域限制。传统医疗资源存在地域限制的问题，如某些偏远地区缺乏先进的医疗设备和专业医生。而 GPT 医生可以通过网络进行远程诊断和治疗，提供更加公平的医疗服务。并且，GPT 医生还不会受到时间限制，可以全天候提供医疗服务，解决医院排队等待的问题。

其次，GPT 医生可以通过大数据分析和机器学习算法，快速获取并分析患者的医疗数据，提供更加精准的诊断和治疗方案。利用大量数据进行模型训练和优化，GPT医生就能够在特定疾病的诊断和治疗方面，达到甚至超过人类医生的水平。这一点在某些罕见病例的诊断和治疗中尤为重要，因为这些病例通常需要医生具有极高的经验和技能才能诊断和治疗。而GPT医生可以通过大数据分析和机器学习算法，在较短时间内就能完成这些工作。

再次，GPT医生的出现可以降低医疗服务的成本。这是因为GPT医生往往是通过机器人等自动化技术进行自动化操作的，因而可以大幅降低人工成本。此外，通过精准的诊断和治疗方案，GPT医生还可以减少患者的住院时间和医疗费用，降低医疗服务的总成本。

最后，GPT医生的发展还可以促进医疗行业的数字化转型，使传统医疗行业向数字化、智能化和信息化方向转变，推动医疗行业跨越式发展。通过数字化转型，可以实现医疗信息的共享和交流，提高医疗服务的质量，降低医疗成本，提高医疗行业的效率和效益。同时，数字化转型还可以推动医学科技的创新和发展，促进医学研究和临床实践的相互促进，为医疗行业的长期发展奠定坚实基础。

未来，GPT医生的发展将为医疗行业带来革命性变革，消除不同地区医疗资源和水平的差距，改善患者的医疗体验和治疗效果，同时也为医疗行业的数字化转型和长期发展提供新的机遇和挑战。

5.3.5　未来医生如何分流？

随着人工智能技术的不断发展和普及，医疗行业正在迎来前所未有的变革。未来的医生不再是单纯的医学知识传授者和治疗实施者，而是将逐渐分为3类：研究前沿医学的研究型医生、研发更高水平GPT医生的研发型医生、应用GPT医生的应用型医生。

第1类医生，即研究前沿医学的研究型医生，将成为医学研究的主力军。随着医疗技术的不断更新，研究型医生需要保持持续学习和更新的能力，通过对一些新型疾病及各种疑难杂症的诊疗研究，以不断更新自己的医学知识。研究型医生借助对一些新型疾病及疑难杂症的诊疗研究，并通过临床治疗形成相应的医疗数据，将这些前沿性的医疗数据投喂给GPT医生。而GPT医生借助这些前沿性信息的投喂与训练，能够不断地优化自身的诊疗信息库。因此，未来，研究型医生需要不断地深入新型疾病的临床实践，跟踪最新的研究进展，并将这些进展应用到实践中，以提高患者的治疗效果。研究型医生需要有广泛的医学知识，同时还需要具备独立思考、探索、发现和解决问题的能力。

第2类医生，即研发更高水平GPT医生的研发型医生，将成为医学技术的开发者和推动者。研发型医生其实就是从事人工智能技术研究的专家，他们的主要任务是研究开发与训练更加智能化、精准化、高效化的医疗诊断和治疗系统，提高医疗诊断和治疗的准确性和效率，让更多的患者受益。他们需要掌握人工智能相关的技术和理论，同时也需要了解医学相关的知识，以便能够开发出更加实用和有效的AI医疗系统。总的来说，研发型医生主要是从事GPT医生的研发与训练工作。

第3类医生，即应用GPT医生的应用型医生，懂得使用GPT医生，让GPT医生赋能医疗工作，提升其在日常医疗工作中的准确性和效率。他们的主要任务是了解、掌握和使用医疗AI技术的应用方法和流程，将这些技术应用到实际的医疗诊断和治疗中，提高医疗工作的质量和效率，为患者提供更好的医疗服务。他们需要了解医学诊断和治疗的相关知识，同时也需要了解人工智能技术的应用，以便能够将这些技术应用到实际的医疗工作中。

随着人工智能技术的不断发展，GPT医生将逐渐成为医疗工作的重要组成部分，GPT医生的发展将为医学的发展和进步带来巨大的推动力。

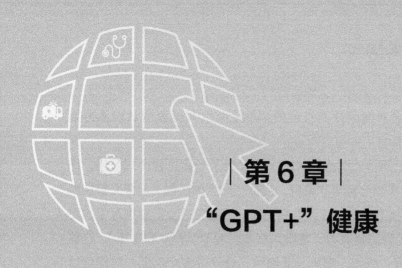

| 第 6 章 |

"GPT+" 健康

6.1 健康管理的蓝海

医学服务于健康。在现代医学的支持下，人类预期寿命不断延长。

现代医学开创了全新的局面，改变了人与疾病、苦难和死亡的联系，也改变了人们对健康的定义。现代医学的发展，使得诊断和治疗出现了分离。于是，更灵敏的医疗技术设备，不断涌现的诊断理论和术语，对人的身体"深层"所迸发的过去不曾有的科学研究，使得从前不能被诊断的疾病得以诊断。健康，不再是没生病就可以。

在这样的背景下，健康管理应运而生，并受到越来越多的重视。今天，健康管理早已不是一句口号，而成为人类长寿征程上一片新的疆域和蓝海。

6.1.1 健康不等于没生病

一千个人心目中，有一千种对健康的定义。但在过去，健康往往与疾病紧密联系，一个不生病的人，就是一个健康的人。现代医学的进步带来了更多科学和先进的疾病检测手段，甚至可以在未得病以前就提前预测疾病。

这一定程度上造成了疾病的泛化。一切皆可生病，要么现在生病，要么有生病隐患。同时，物质生活水平的提高及近几年来消费升级大潮的影响也推动社会对健康评判维度的悄然变化。对健康的认识不再如从前。

2020年，学术期刊《细胞》（*Cell*）曾发表了一篇里程碑式综述，详细描述了健康的8个核心标志和维度，包括空间上的区隔（屏障完整性和遏制局部干扰）、稳态的维持（回收和更新、系统整合及节律振荡）和对压力的适当反应（稳态复原力、毒物兴奋效应调节及修复和再生）。这篇综述从系统、器官、组织、细胞、亚细胞、分子等多个层面，对健康给出了系统性的新定义。

1. 空间上的区隔

空间上的区隔分为屏障完整性和遏制局部干扰两个方面。

（1）屏障完整是指除皮肤、肠道、呼吸道为人体提供与外界环境相隔的屏障外，人类体内有不同尺度的屏障。这些屏障形成了重要的电生理和化学梯度，同时也为气体和渗透压的交换、代谢回路的补充、隔室之间的沟通/协调及解毒提供了便利。屏障完整性对维持健康至关重要。例如，血脑屏障由神经血管的多种细胞紧密连接而成，限制了血液循环中的细菌或导致炎症的化学物质等进入脑组织。血脑屏障的"渗漏"，就被发现与多种神经系统疾病有关。

（2）遏制局部干扰是人体中对微小的局部变化，包括外力造成创口，病原体入侵，细胞分裂过程中的各种"意外"造成的脱氧核糖核酸（DeoxyriboNucleic Acid，DNA）修复失败、出错的蛋白质堆积等的反应与修复。它包括屏障愈合、炎症的自限性、天然和获得性免疫、抗肿瘤免疫逃逸等。通过及时控制小的局部干扰，以实现机体的整体健康。

2. 稳态的维持

稳态的维持分为回收和更新、系统整合及节律振荡。

（1）回收和更新是指，在组成生物体的每个亚细胞、细胞和超细胞单位都会经历因内源性损伤或外源性压力而导致的修饰时，为了避免退化，大多数细胞成分和大多数细胞类型必须不断地进入死亡、清除和更新的循环。这意味着它们必须经历主动的破坏，然后无误地进行替换。

（2）维持一个健康的生物体，涉及不同系统之间的整合。从细胞内的结构，到组织、器官，再到人体与微生物群之间，不同的网络相互交织，很多要素在不同层次中同时发挥若干作用。

（3）分子和细胞在胚胎发育或再生过程中的精确顺序、时间控制等对生命至关重要。超昼夜、昼夜和次昼夜振荡为生理功能提供了节律性，并有助于维持机体的稳态。而节律振荡不规律，如经常熬夜，就会打破机体稳态，引发健康问题。

3. 对压力的适当反应

对压力的适当反应与稳态复原力、毒物兴奋效应调节及修复和再生紧密相关。

（1）机体借助内环境的稳定而相对独立于外界条件，从而提高自身对生态因子的耐受范围。稳态回路将无数生物参数，如血液pH值、血清渗透压、动脉血氧饱和度、血糖、血压、体温、体重或激素浓度等，维持在接近恒定的水平。如果调节器的设定点被改变，则将导致慢性疾病。

（2）毒物兴奋效应调节是指暴露于低剂量毒素可引起保护反应，以免在暴露于较高剂量的同种毒素时遭受损伤。

（3）对于威胁健康的各种损伤，则必须做出修复。这些损伤和修复涉及DNA和蛋白质分子，也涉及内质网、线粒体、溶酶体等细胞器。在可能的情况下，还需要让受损或丢失的功能原件再生，以实现完全恢复。

可见，健康早已不是没生病就可以，建立新的健康观念，为健康赋予现代医学的标准，是现代健康生活的必经之路。在新的健康观念下，健康管理的概念也迅速发展起来。

6.1.2　什么是健康管理？

1. 健康管理的概念

虽然今天人们已经有了对健康的新的理解和共识，但对于健康管理，却依然有许多人不熟悉。简单来说，健康管理就是对个人或群体的健康进行全面的管理和关注，旨在通过科学的手段，帮助个人或群体预防疾病、促进健康、提高生活质量、降低医疗成本、增强健康素养，以达到健康长寿的目的。

健康管理涵盖预防、医疗、康复等多个方面，是从传统的以治病为主的医疗模式向以预防为主的全新模式转变的产物，是一种在医学、公共卫生、健康科学等多领域交叉融合的新兴学科。健康管理对个人和社会的健康都具有重要意义，是当前社会健康事业发展的重要方向之一。

2. 健康管理的发展

健康管理的发展历程可以追溯到 20 世纪 70 年代，当时健康管理被定义为一种计划、组织、实施和监测卫生服务的方法。当时，健康管理主要关注疾病控制、公共卫生和医疗质量等方面，是一种针对群体的健康管理模式。

随着 20 世纪 90 年代以来人们对健康的关注度不断提高，健康管理行业开始向个体化方向转变。特别是在大数据和人工智能等技术的支持下，健康管理行业取得了突破性的进展。

2009 年，美国政府推出《健康信息技术促进与医保法案》，旨在推动健康信息技术的应用和发展。该法案鼓励医疗机构和医生使用电子健康记录系统，以提高医疗效率、降低成本和改善医疗质量。此后，健康管理行业开始出现许多新的技术和应用，如远程医疗、移动医疗、健康监测设备等。这些新的技术和应用为健康管理行业的发展带来了更大的创新空间和机遇。

2013 年，国务院印发《国务院关于促进健康服务业发展的若干意见》。此后，健康管理行业在中国的发展迅猛，成为中国医疗健康领域的一个重要版块。

2014 年，苹果公司推出首款智能手表——Apple Watch，成为智能可穿戴设备行业的领先者之一。Apple Watch 的发布标志着智能健康管理时代的开始，让人们能够更方便地跟踪和管理自己的健康数据。

如今，随着可穿戴设备、人工智能、大数据等技术的不断发展和应用，健康管理行业正迎来新的发展机遇。可以说，作为一个新兴的行业，近年来，健康管理的发展是前所未有的。并且，在可预见的将来，健康管理还将成为现代医学的重要组成部分，帮助个人或群体预防疾病、促进健康、提高生活质量、增强健康素养，以达到健康长寿的目的。

6.2　健康管理的智能钥匙

健康管理行业的发展离不开现代技术的不断进步和普及，其中，可穿戴设备对健康管理行业的发展具有特殊的意义。作为连接人与物的智能钥匙，可穿戴设备真正打开了健康管理的大门，并正在给整个医疗健康领域带来一轮巨大的变革。

6.2.1　将健康数据化

1. 可穿戴设备的价值

可穿戴设备，顾名思义，就是可穿戴的设备。与一般的智能设备相比，可穿戴设备能够被设计得以最佳的方式穿戴在用户身上的任何一个部位。例如，在已成型的跑鞋上嵌入导航，帮助用户随时定位；内置各种传感器的衣服，可以不间断地检测人体的各种生理数据，一旦发现异常，便能第一时间反馈到用户那里，并且能够提出相应的改善建议。

可穿戴设备作为连接人与物的智能钥匙，它的最大价值就在于让人体的生命体态特征数据化，这也是可穿戴设备区别于其他任何智能产品的唯一价值所在。不论是智能家居、智能手机、智能机器人，能做到的都只是在人体之外的智能化，无法实现根据人体自身生命体态特征的变化而主动变化。尤其对于移动医疗类产品，如果只是基于手机而没有与人体的生命体态特征进行深度绑定，那么所能解决的问题几乎都是停留在医疗信息化的层面，如挂号、支付等。

因此，可穿戴设备不仅仅是智能硬件小型化那么简单，真正的价值在于将人体的动态、静态各种行为与生命体态特征数据化。这种变化所带来的不仅是颠覆人类生活、商业的方式，而是能在真正意义上实现移动医疗、健康管理。

2. 智能手表

智能手表是当前最具代表性的可穿戴设备。2014 年 9 月 10 日，在苹果公司的秋季发布会上，库克对外发布了苹果公司的第一款智能手表，并将其定位于运动健康。具体来看，苹果公司的第一款智能手表配备了心率传感器、加速感应器、陀螺仪和气压计，能监测心率、记录消耗的卡路里，还能提供一个健康数据报告。

自此，智能手表就像野火燎原一样在医疗健康领域蔓延开来。苹果手表在 2015 年上市后仅 9 个月，出货量就达到了 1160 万块；相比之下，2014 年智能手表全年的市场出货量都不足 700 万块。随后几年里，苹果手表更是长驱直入，甚至在 2017 年超过了传统表业大当家劳力士，成为全球销售额最高的手表。

从需求角度来看，如今，健康功能已经是影响消费者选购智能手表的最主要因素之一。智能手表也在医疗健康领域扮演着越来越重要的角色。全球市场监测机构 Global Market Monitor 在 2021 年的一项调查显示，在智能手表的众多功能中，健康监测的关注度远超通话、视频、定位等，超过 70% 的潜在消费者在选购智能手表时，会优先考虑产品的健康监测功能的完整性。

一方面是因为现在人们对自身健康越发重视。尤其是被称为我国第一大健康"杀手"的心血管疾病正日益年轻化，频频出现的年轻人猝死新闻，正不断敲响关注健康的警钟。当然，不仅是年轻人，中老年人群对智能手表的需求也快速增长。例如，当家里老人不慎跌倒或某个健康指标突然异常时，智能手表能立即联系紧急联系人，甚至自动报警，这在保护老人健康安全的同时，也使其家人更具安全感。

另一方面是因为设备智能化趋势致使人类需要一把能够高效控制这些智能设备的钥匙。既拥有时尚科技感外观，又能随时随地提供运动量、心率、血氧饱和度（也称血氧，可分为动脉血氧饱和度、静脉血氧饱和度和经皮血氧饱和度，一般指动脉血氧饱和度）等健康数据的智能手表，就成了满足现代人关注健康指标变化的一个不错的选择。

以血氧监测为例，若动脉血氧饱和度在94%以下，则会被视为供氧不足。许多临床疾病都会造成供氧不足的情况，直接影响细胞正常的新陈代谢，可以说，血氧监测对临床医学而言十分重要。但追溯血氧测量最原始的方法，需要先采血，再经过血氧分析仪进行电化学分析，最终得出血氧饱和度。这一方法步骤繁杂，且无法实现连续测量。而随着临床医学的发展，如今普遍采用无创式血氧测量，只要为患者佩戴一个指压式光电传感器，就能实现连续性的血氧测量。其实质是使用波长为660nm的红光和波长为940nm的近红外光作为射入光源，测定通过组织床的光传导强度，来计算血红蛋白浓度及血氧饱和度，经仪器显示结果。通过类似原理，智能手表就能够实现血氧监测功能，能够通过监测人体动脉血氧饱和度来判断人体是否健康。

并且，像这样的功能还有很多。当前，一众科技大厂还在钻研优化智能手表的健康监测功能。2021年底，华为推出了其首款可测量血压的新款智能手表HUAWEI WATCH D；苹果公司Apple Watch的移动心电图房颤提示功能在国内上线，其血糖、血压监测功能的爆料也层出不穷。此外，华为、OPPO等企业也创立了运动健康科学实验室，以重点攻克运动健康领域的技术难关。

可以说，智能可穿戴设备的健康监测功能几乎是不可代替的，这也是健康管理未来的发展趋势。

6.2.2　做健康管理的主人

未来的可穿戴设备如今天的智能手机，将彻底改变人们的生活方式。例如晨练时，有鞋子计算运动的距离和消耗的卡路里，有眼镜拍摄看到的风景，有蓝牙耳机监测血氧含量等。可穿戴设备即将大规模进入普通人的生活，进入生活的每一个角落，将为人类带来重大的科技变革。

十年前很少有人想到，智能手机将取代计算机，成为男女老少上网的必备品。这正如今天很少有人相信，可穿戴设备可能成为下一个"智能手机"，改变人类的生活方式，带来下一个十年的重大投资机会。

可穿戴设备是移动网络新的入口，将引领个人局域网的全面升级。可穿戴设备之所以吸引人，是因为它可以使人类脱离计算机和智能手机的限制，催生出移动网络新的入口。目前，依赖于智能手机的移动网络还比较局限，智能手机不但充当联网服务器，还充当输入终端和输出终端。而可穿戴设备的普及和推广将改变这一状况。今后，智能手机仅充当联网服务器，而可穿戴设备将成为移动网络的输入终端和输出终端，可以解放双手，让人们随时随地接入互联网。

"可以预见，未来可穿戴设备将从总体上降低医疗成本。"英国 ARM 首席执行官西蒙·西格斯表示。偏远地区的人在家中就能传送高清数据，并得到远端的分析和治疗，免去奔波之苦。可穿戴设备结合互联网，以及搭建的大数据平台、云计算、专业医生等，将简化整个医疗过程，并带来前所未有的、全面的健康管理。

如果你患有高血压或心脏病，在你即将达到饮酒量的极限时，可穿戴设备便会发出警告，阻止你继续饮酒，并且会建议你改吃什么样的食物调理身体。如果你生病了，并且不知道患的是什么病，按照传统的方式，你便会考虑去医院，但此时，小小的可穿戴设备背后其实有无数的医生正在观察着你，你会在极短的时间内收到一份身体检查报告，以及处方，而这个处方其实已经被发送给合作的药商，很快你的药就送到了门口。

简而言之，未来的医疗将在很大程度上降低整个医疗成本，特别是患者的时间成本，而这恰恰是目前传统医疗的硬伤。未来的每个人都能轻易地了解自己的身体健康情况，成为自己健康管理的主人，而医生可能只是起到协助的作用。

6.3 人工智能赋能健康管理

随着可穿戴设备和智能手机的广泛普及，人们越来越依赖这些设备来监测和管理自己的健康状况。这些设备能够收集各种各样的生理数据，如心率、步数、血压、体温等。然而，这些数据本身没有什么意义，必须经过分析和解释才能真正为人们的健康管理提供帮助。这正是人工智能在健康管理领域的作用所在。当前，人工智能技术的应用已经在医学和健康管理领域展现出强大的潜力，为医生和患者提供了更好的医疗保健服务。

6.3.1 健康管理的"智能管家"

可穿戴设备就像一个人身上的健康体检仪器，它可以通过传感器等技术实时地采集人体的生理数据，如心率、血压、血氧饱和度等，同时还可以记录人体的睡眠、饮食、运动等各种健康行为数据。这些数据可以被传输到手机、平板电脑等移动设备中，再结合人工智能进行处理和分析。

人工智能和可穿戴设备的结合，可以提供全方位的健康管理服务，从身体健康状态的实时监测到个性化的健康建议，帮助人们及时发现健康问题，掌握自身的健康状况，进而采取相应的措施预防疾病。

首先，可穿戴设备可以通过传感器实时监测人体的健康数据，如心率、血压、体温、运动量等，将数据通过无线传输技术传输到智能手机或云端服务器中。而人工智能则可以通过数据分析和挖掘算法，将这些数据转换为可读的健康报告，为用户提供全面的身体健康状况监测服务。例如，苹果公司的智能手表Apple Watch就是一款广泛使用的可穿戴设备，它集合了多种传感器和数据处理技术，能够在佩戴者的手腕上进行多项生理指标的监测和数据收集。其中一个关键的应用程序就是"健康"（Health），它能够记录用户的健康数据，如步数、心率等，为用户提供全方位的健康管理服务。此外，Apple Watch还可以通过其他第三方健康应用程序，如MyFitnessPal、Strava等，将数据汇总到一个地方，方便用户进行综合分析和管理。当然，在Apple Watch进行健康管理的过程中，人工智能也在其中发挥着重要作用。人工智能通过机器学习算法对用户的数据进行分析，进一步提高了数据的质量和准确性。例如，Apple Watch可以通过机器学习算法检测用户的睡眠质量，自动记录入睡和醒来时间，以及测量用户的心率和呼吸频率，帮助用户更好地理解自己的健康状况和睡眠习惯，进而优化健康管理计划。

其次，通过分析健康数据，人工智能可以帮助用户预测患某些疾病的风险。例如，Cardiogram是一款可以监测和分析用户心率的智能手表应用。Cardiogram利用深度神经网络的算法对用户的心率数据进行分析，并能够识别不同的心率模式，包括正常心率及心率异常。在分析用户的心率数据时，Cardiogram还能够考虑一些其他的因素，如用户的年龄、性别、身高、体重、日常活动情况等。通过分析用户的心率数据，Cardiogram可以预测一些潜在的心血管疾病的风险，如高血压、房颤、糖尿病等。如果检测到用户存在房颤风险，则会推荐其进行医学检查，以便及早治疗。此外，Cardiogram还可以分析用户的睡眠情况，帮助用户了解自己的睡眠质量，并提供一些改善睡眠的建议。

最后，根据用户的健康数据和疾病风险，人工智能可以提供个性化的健康建议。例如，华大智造的智能T恤是一款集成了可穿戴设备和人工智能技术的智能健康管理产品，它可以通过传感器、微型处理器和无线通信模块等技术，实现对人体生理数据的收集、分析和反馈，从而达到健康管理的目的。这款智能T恤的核心技术是华大智造自主研发的生物电阻抗传感器和心电传感器。通过这些传感器，智能T恤可以对人体的生理数据进行监测和分析，包括心率、呼吸频率、体温、血压等指标，还可以监测人体的姿势、运动量和睡眠等信息。同时，智能T恤内置的微型处理器可以将这些数据进行处理和分析，通过将用户的个人信息和健康状况相结合，生成个性化的健康管理方案，为用户提供有针对性的健康指导和建议。在人工智能的支持下，智能T恤还可以进行智能识别和分析，识别用户的行为和情感状态，并根据这些信息进行更精准的健康管理。例如，当用户出现情绪低落或紧张等情况时，智能T恤可以通过人工智能的情感识别算法进行分析，提醒用户进行适当的放松和调整，从而改善用户的情绪和健康状态。此外，智能T恤还可以通过无线通信模块将用户的健康数据传输到云端，与其他健康管理产品进行数据共享和整合。通过对大量用户的数据进行分析和比对，可以进一步提高健康管理的准确性和可靠性，为用户提供更加精准和有效的健康管理方案。

当前，人工智能和可穿戴设备的结合，正在为人们提供全方位的健康管理服务，这也是未来健康管理的主要趋势之一。

6.3.2　数字疗法成为现实

当我们生病需要治疗时，传统的治疗方式就是以药物和医疗器械作为主要治疗方案，但现在，基于人工智能等数字技术而诞生的新的治疗手段——数字疗法正在逐渐走进我们的生活。那么，什么是数字疗法？

1. 数字疗法的概念

2012年，数字疗法的概念就已经在美国流行。根据美国数字疗法联盟的官方定义，数字疗法是一种基于软件、以循证医学为基础的干预方案，用以治疗、管理或预防疾病。通过数字疗法，患者得以循证治疗和预防、管理身体、心理和疾病状况。数字疗法可以独立使用，也可以与药物、设备或其他疗法配合使用。

更简单来理解，在传统治疗中，患者往往根据医生开具的处方去药房取药，数字疗法则是将其中的药物更换为某款手机软件，当然，也可能是软硬件结合的产品。数字疗法可能是一款游戏，也可能是行为指导方案等，其作用机制是通过行为干预，带来细胞甚至分子生物学层面的变化，进而影响疾病状况。

举个例子，如果我们因为慢性失眠问题去看医生，传统的治疗手段有两种：一种是医生开具安定等处方药物；另一种是需要医生面对面地进行认知行为治疗（CBT-I），不过，这种临床一线非药物干预方法受到医生数量、时间和空间的限制，其应用效果不佳。这个时候，如果医生开一个数字疗法处方，如通过美国食品药品监督管理局认证的 Somryst，则相当于把线下认知行为治疗搬到了线上，摆脱了医生数量和时空的限制，以图片、文字、音频、视频等患者易于理解和接受的方式进行个性化组合治疗。Somryst 包含 1 份睡眠日志和 6 个指导模块，患者按照顺序依次完成 6 个指导模块的治疗，每天记录睡眠情况并完成 40 分钟左右的课程。不同的阶段有不同的课程，最终，患者通过 9 周的疗程养成良好的睡眠习惯。

2. 数字疗法的应用

实际上，数字疗法的最大意义并不在于技术的突破，而在于革新了药物的形式。这种形式也更新了人们对疾病的治疗手段，带来了更多更有效治疗疾病的方法。精神疾病是数字疗法目前应用最为广泛的领域，针对抑郁症、小儿多动症、老年认知障碍、精神分裂症等，应用数字疗法都有很好的效果。而在应用过程中，人工智能则扮演着关键作用。

具体来看，在医学领域，没有任何可靠的生物标记可以用来诊断精神疾病。精神病学家们想找出发现思想消极的捷径却总是得不到结果，这使精神病学的发展停滞不前。这让精神疾病的诊断变得缓慢、困难并且主观，阻止了研究人员理解各种精神疾病的真正本质和原因，研究人员也研究不出更好的治疗方法。但这样的困境并不绝对，事实上，精神科医生诊断所依据的患者语言给精神疾病的诊断突破提供了重要的线索。

1908 年，瑞士精神病学家欧根·布卢勒宣布了他和同事们正在研究的一种疾病的名称：精神分裂症。他注意到这种疾病的症状是如何"在语言中表现出来的"，但是他补充说，"这种异常不在于语言本身，而在于它表达的东西"。布卢勒是最早关注精神分裂症阴性症状的学者之一。阴性症状也就是健康的人身上不会出现的症状。这些症状不如所谓的阳性症状那么明显。阳性症状表明出现了额外的症状，如幻觉。最常见的阴性症状之一是口吃或语言障碍。患者较少说话，经常使用模糊的、重复的、刻板的短语。这就是精神病学家所说的低语义密度。低语义密度是患者有精神病风险的一个警示信号。有些研究项目表明，精神病的高风险人群一般很少使用"我的""他的""我们的"等。基于此，研究人员把对精神疾病的诊断突破转向了机器对语义的识别。

而今天，互联网已经深度融入社会和人们的生活，无处不在的智能手机和社交媒体让人们的语言从未像现在这样容易被记录、数字化和分析。在这样的基础上，GPT 就能够对人们的语言选择、睡眠模式到给朋友打电话的频率等数据进行深入分析，更密切和持续地监测患者日常生活中的各种生物特征信息，如情绪、活动、心率和睡眠等，并将这些信息与临床症状联系起来，从而改善临床实践。

6.3.3　虚拟医生打破时空限制

虚拟医生，或者说人工智能医生，是人工智能在健康管理中的重要应用之一。虚拟医生是一种基于人工智能技术的医疗服务，能够根据患者的症状和疾病史，提供诊断、治疗和建议。虚拟医生利用人工智能技术进行自我学习和适应性优化，能够在不断积累经验的同时，提高自身诊断和治疗的准确性。

虚拟医生的优势在于，它可以在任何时间和任何地点提供医疗服务，不受医生的地理位置和时间限制。虚拟医生还能够快速识别和诊断一些常见疾病，如感冒、支气管炎等，从而缓解医生的工作压力，提高医疗效率。此外，虚拟医生还能够对患者的健康状况进行实时监测，及时发现异常情况，为患者提供更加全面和个性化的健康管理服务。

当前，虚拟医生在临床应用中已经取得了一定的成功。例如，美国医疗科技公司 Buoy Health 就开发了一款名为"Buoy"的虚拟医生应用程序，可以通过人工智能技术为用户提供个性化的健康建议和医疗咨询服务。Buoy 虚拟医生应用程序基于一个名为"Buoy Assistant"的人工智能引擎，该引擎可以通过分析用户的症状和医疗史来生成个性化的健康建议。用户只需要回答几个简单的问题，Buoy Assistant就可以快速地分析症状，排除一些可能的疾病，并提供相应的建议和指导。除了提供个性化的健康建议，Buoy还可以向用户推荐医疗服务和医生。例如，如果用户的症状需要进一步检查或治疗，则Buoy会根据用户所在地区的医疗资源和保险计划，向用户推荐适合的医疗服务和医生。Buoy还可以与其他健康管理平台和医疗服务提供商集成，以实现更全面的健康管理和医疗服务。例如，Buoy可以与电子病历系统集成，以便医生和护士能够更好地了解患者的病情和医疗史。Buoy虚拟医生应用程序在美国得到了广泛应用，受到了用户和医疗行业的赞誉。公司官方数据显示，截至2022年初，Buoy已经为超过1500万个用户提供了健康建议和医疗咨询服务。

此外，虚拟医生还在一些特定领域得到了应用。例如，英国MD.ai公司开发了一款名为"MD. ai Radiology"的虚拟医生，可以利用深度学习算法和医学影像分析技术，对医学影像进行自动分析和诊断，提高医生诊断的准确性和效率。又如，美国Woebot Labs公司开发了一款名为"Woebot"的虚拟心理医生，可以通过与用户的对话，帮助用户减轻焦虑、抑郁等精神问题。

可以说，当今，人工智能在健康管理中正发挥着越来越重要的作用，这些应用提高了医疗服务的质量和效率，为人们提供了更好的健康管理服务。未来，随着人工智能技术的不断发展和完善，健康管理领域拥有更加广阔的发展前景。

6.4 携手 GPT，奔向大健康未来

今天，在以GPT为代表的AI大模型迅猛发展的背景下，健康管理行业也迎来广阔的发展机遇。作为一种基于深度学习技术的人工智能模型，以GPT技术为代表的AI大模型具有极强的表征能力和自学习能力。

随着GPT的不断发展，它们在自然语言处理、计算机视觉、语音识

别等领域的表现已经超过了人类。GPT正在成为健康管理领域的重要工具，为人们进入大健康时代打开了新的可能性。

6.4.1　大健康时代已来

随着生活条件的改善、医疗技术水平的提升及健康意识的增强，大健康这一概念近几年已经变得越来越火热。实质上，大健康是一种广义的健康概念，换句话说，就是大众对健康这种意识的加强，使之衍生出了这样一种概念，它主要围绕着人的衣食住行和生老病死，关注各类影响健康的危险因素和误区，提倡自我健康管理，即不仅有科学的健康生活，更要有正确的健康观念。

具体来看，大健康就是指从生态系统层面、社会文化层面、健康管理和医疗保障层面综合考虑，以预防疾病、提高生命质量为目标的一种健康生活方式。大健康将传统医学、健康管理、保健用品、保险服务等有机结合，旨在为人们提供更加全面、个性化的健康服务。在大健康时代，人们的健康管理不再是治疗疾病和维持身体健康的简单概念，而是包含了更广泛的层面，包括身体、心理和社交健康，以及环境和生活方式等方面的健康。这个时代的人们将更加注重健康管理和预防，而不仅仅是在生病时才去看医生。

当然，大健康的概念之所以会出现，除了社会健康意识的增强，还离不开技术的推动。尤其是人工智能作为一种新兴技术，正好满足了大健康时代所需的技术支持。人工智能可以帮助人们更好地了解自己的身体状况、提前预防疾病、优化治疗方案、提高医疗效率等。同时，人工智能技术的应用也可以促进医疗产业的升级，推动医疗服务的智能化和数字化，提高医疗服务的质量和效率。

可以说，大健康时代的到来，离不开人工智能的支持。不过，当前的AI大健康时代还是在利用人工智能技术对健康领域进行智能化升级，而随着以GPT为代表的AI大模型的爆发和普及，未来的AI大模型时代还将利用更先进的人工智能技术构建更为复杂、高效的健康管理系统。

6.4.2　GPT时代下的大健康

当前的 AI 大健康时代和 GPT 时代的大健康，最主要的区别在于 AI 技术的应用层面和效果。

当前的 AI 大健康时代，主要通过对医疗领域的数据进行处理和分析来提高医疗服务的效率，提高医疗服务的准确性和可靠性，但是还存在着一些问题，如数据质量、模型解释性等问题。而在 GPT 时代，将会有更加先进的技术被应用于医疗领域，从而进一步提高医疗服务的准确性、安全性和效率。例如，未来的健康管理模型将能够实现更高水平的个性化诊断和治疗，从而为每个人提供更为精准的医疗服务。此外，GPT 时代也将能够实现更高水平的预防医学，通过智能化的健康监测和预警，实现疾病的早期发现和干预，从而预防疾病的发生，为健康提供更加全面、完整的保障。

可以想象一下，在大模型的支持下，未来的医疗系统将更加人性化和智能化，医生和患者之间的沟通和交流也将更加顺畅和高效。人们通过智能可穿戴设备和其他健康监测设备收集的健康数据，将可以实时传输给 GPT 进行分析和诊断，医生可以根据 GPT 的分析结果给出更准确的诊断和治疗方案。

GPT 可以对海量的健康数据进行分析和预测，包括疾病的发生、治疗效果、预后等方面。通过分析这些数据，GPT 就可以发现疾病的规律和特点，为研究疾病的成因、预防和治疗提供有力的支持。GPT 还可以根据个人的基因信息预测其患某些疾病的风险，从而采取相应的预防措施，或者根据患者的生理指标和健康状况，为其提供定制化的治疗方案。同时，虚拟医生的应用也将越来越广泛，人们可以通过手机等设备随时随地与虚拟医生进行交流，获取健康咨询和诊断服务，极大地提高了医疗服务的便利性和效率。

未来，随着大数据的积累和人工智能的不断发展，我们可以期待更加精细化的健康管理，如针对不同基因型、生活习惯和健康状态的个性化健康建议和食谱推荐等。同时，GPT 可以将多种健康数据进行综合分析，提供更加全面的健康评估和预防措施，进一步提高健康管理的准确性和效率。

　　总的来说，GPT的出现将带来全新的健康管理方式和理念，为人类的健康提供更加可靠的支持。如果说当前的AI大健康是GPT时代的前奏，为我们提供了实现健康数据共享、智能监测、精准诊断等方面的奠基工作，那么随着GPT技术的不断发展，我们有理由相信，健康管理将迎来更加全面、精准、个性化的大健康时代。

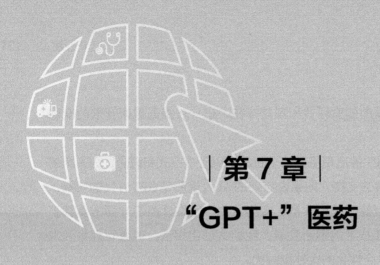

| 第 7 章 |

"GPT+" 医药

7.1　人工智能的制药之路

当前，新药研发正面临着成本高企、收益率下降的双重困境。众所周知，一款新药的研发是一个风险大、周期长、成本高的艰难历程。国际上有一个传统的"双十"说法——十年时间，10亿美元，才可能成功研发出一款新药。

2017年德勤发布的报告指出，成功上市一款新药的成本从2010年的11.88亿美元增加到20亿美元，而2017年全球TOP 12制药巨头在研发上的投资回报率低到3.2%，处于8年来的最低水平。面对投入越来越高的制药领域，人工智能作为一种新兴技术，被视为实现新药研发降本增效的重要方式之一。那么，今天，人工智能的制药之路，又走到了哪一步?

7.1.1　传统制药穷途末路

尽管现代医学的高速发展拯救了越来越多的生命，但一个不可否认的事实是，当前，现代医学已研发出的药物，与现存的疾病数目相比，依然是九牛一毛，有许多疾病至今无药可治。

制药行业是风险与魅力并存的行业。一款新药的推出需要经过药物发现、临床前研究、临床研究和审批上市等多个阶段，而这往往需要耗费十几年乃至数十年的时间，以及数十亿美元的成本，即便如此，其失败率依然高达90%以上。

阿尔茨海默病（Alzheimer's Disease，AD）又称老年性痴呆，是一种神经系统退行性疾病，在1906年由一名德国医生首次发现并且报道。阿尔茨海默病的临床表现为渐进性记忆障碍、认知功能障碍和语言障碍等，患者会出现失语、失用、失认等病症表现。它就像是记忆的橡皮擦，一点点擦去患者与其家人、朋友的记忆。遗憾的是，到目前为止，仍没有明确的治疗阿尔茨海默病的方法。也就是说，我们等待了一百多年，还是没有找到有效的治疗药物。2019年，国际阿尔茨海默病协会估计全球有超过5000万人患有阿尔茨海默病，到2050年，这一数字将飙升至1.52亿。没有可以治疗阿尔茨海默病的药物，就意味着2050年，这1.52亿人群要遭受阿尔茨海默病的困扰。

《自然》（*Nature*）杂志在2017年发表了题为"The drug-maker's guide to the galaxy"的论文，论文中指出：经过化学家的分析，在整个化学空间里面，人们可以找到的药物分子的个数，可能性是10^{60}。要知道，太阳系里面所有的原子加到一起，数量大概是10^{54}。更不用说在传统实验室里，通过传统的药物筛选办法能够接触到的分子数量，大概是10^{11}。11和60，这两个数字中间，存在着巨大的差异。并且，即便是经过成千上万种化合物的筛选，也仅有几种药物能顺利地进入最后的研发环节，大约只有10%的新药能被批准进入临床期，最终只有更小比例的药物可以上市。在这样的筛选比例下，无怪投资人将新药"从实验室进入临床试验阶段"描述为"死亡之谷"。

随着现代医学的精进，其所研发新药的难度也日益提升。一方面，全球制药巨头在研发上的投资回报率处于较低水平，过去公认的高投入和高回报似乎落到了低谷；另一方面，全球新药管线中处于后期阶段的项目越来越少。传统制药似乎已经走到穷途末路。

7.1.2　开启制药行业新篇章

面对传统制药行业高成本、高投入、高风险的困境，人工智能作为一种新兴技术，被寄予希望成为破解这一难题的希望钥匙。

事实上，人工智能进发制药行业并不是近年来才有的事情。1981年的《发现》（*Discovery*）杂志就已经清楚地解释了计算机对制药行业的重要性："平均下来，医药公司每筛选出的8000个药用分子中，只有1个能最终问世。计算机有望能提高这个比例——研发人员再也不用整周甚至整月待在实验室里，去测试那些计算机认为难以成功的分子。"几个月后，《财富》（*Fortune*）杂志的封面则对计算机辅助的药物发现进行了专题报道，并称这项技术为"下一次工业革命"。人工智能被制药行业寄予颠覆性的期望并不是没有原因的，面对似乎已经走到穷途末路的传统制药，人工智能制药无疑是实现制药行业降本增效的重要方式之一。

1. 人工智能助力药物发现

在药物发现阶段，研发人员需要建立疾病假说，发现靶点，设计化合物，然后才能展开临床前研究。传统医药企业在药物研发过程中必须进行大量模拟实验，研发周期长、成本高、成功率低。其中，仅设计化合物环节，就障碍重重，包括苗头化合物筛选、先导化合物优化、候选化合物的确定和合成等，每一步都面临较高的淘汰率。

在发现靶点方面，需要通过不断的实验筛选，从几百个分子中寻找有治疗效果的分子。人类思维有一定的趋同性，针对同一个靶点的新药，有时难免结构相近，甚至引发专利诉讼。研发人员可以使用人工智能的文本分析功能搜索并剖析海量文献、专利和临床结果，找出潜在的、被忽视的通路、蛋白、机制等与疾病的相关关系，进一步提出新的可供测试的假说，从而找到新机制和新靶点。例如，肌萎缩侧索硬化（Amyotrophic Lateral Sclerosis，ALS）也称渐冻症，是由特定基因引起的一类罕见病，而IBM Watson使用人工智能技术来检测数万个基因与ALS的关联性，成功发现了5个与ALS相关的基因，推进了人类对ALS的研究进展（此前医学界已发现了3个与ALS相关的基因）。

在候选化合物方面，一种药物可能需要对成千上万种化合物进行筛选，即便这样，也仅有几种能顺利进入最后的研发环节。基于疾病代谢数据、大规模基因组识别、蛋白质组学、代谢组学，人工智能可以对候选化合物进行虚拟高通量筛选，寻找药物与疾病、疾病与基因的链接关系，提高药物研发的效率和成功率。例如，美国 Atomwise 公司使用深度卷积神经网络 AtomNet 来支持基于结构的药物设计辅助药品研发，通过人工智能分析药物数据库模拟研发过程，推测潜在的候选药物，评估新药研发风险，预测药物效果；制药公司 Astellas 与 NuMedii 合作使用基于神经网络的算法寻找新的候选药物，预测疾病的生物标志物。

2. 人工智能助力临床研究

当药物研发经历药物发现阶段，成功进入临床研究阶段时，则进入了整个药物研发过程中最耗时且成本最高的阶段。临床试验分为多阶段进行，包括临床 Ⅰ 期试验（安全性）、临床 Ⅱ 期试验（有效性）和临床 Ⅲ 期试验（大规模的安全性和有效性）。在传统的临床试验中，招募志愿者成本很高，信息不对称是需要解决的首要问题。CB Insights 的一项调查显示，临床试验延后的最大原因来自志愿者招募环节，约有80%的试验无法按时找到理想的试验志愿者。临床试验中的一大重要部分，在于严格遵守协议。简言之，如果志愿者未能遵守试验协议，那么必须将相关数据从集合当中删除。否则，一旦未能及时发现，这些包含错误用药背景的数据可能严重歪曲试验结果。此外，保证志愿者在正确时间服用正确的药物，对维护结果的准确性也同样重要。但这些难点却可以在人工智能技术下被解决。例如，人工智能可以利用技术手段从患者医疗记录中提取有效信息，并与正在进行的临床研究进行匹配，从而在很大程度上简化了招募过程。传统的临床试验过程中往往存在患者服药依从性无法监测等问题，人工智能技术可以实现对患者的持续性监测，如利用传感器跟踪药物摄入情况、用图像和面部识别跟踪患者服药依从性。苹果公司就推出了开源框架 ResearchKit 和 CareKit，不仅可以帮助临床试验招募患者，还可以帮助研发人员利用应用程序远程监控患者的健康状况、日常生活等。

当前，人工智能已经实现在生物医药产业自上游到下游的投入使用，且在虚拟筛选、靶点发现等部分应用场景也能够为企业带来实际收益。越来越多的生物医药企业和研究机构通过将其业务与人工智能结合来完成创新突破，在新药开发、生产运营，甚至商业战略中都有所应用。

2021年3月，总部位于中国香港的国际知名AI制药公司英矽智能（Insilico Medicine）就宣布，他们通过人工智能发现了治疗肺纤维化的新靶点，然后从无到有设计了一个新的药物分子来靶向这个靶点。这也是全球首次利用人工智能发现新机制特发性肺纤维化药物。这一突破标志着业界首次对人工智能进行科学验证，并将其用于新药研发。而且，整个研发过程只花了不到18个月的时间和大约200万美元，刷新了新药研发的速度和最低成本纪录，在大大加快和推进临床前开发的同时，节约了大量药物发现成本。

7.1.3　AI制药，时候未到

当然，人们虽然寄希望于人工智能，但利用人工智能所获得的突破与人们对人工智能报以的高涨的热情似乎并不成正比。用计算机设计新药的程序已经存在了好几十年，但在制药行业，研发产出率非但没有上升，反而逐年下降。药物发现的时间没有缩短，成本也没有变得更低。

既然人工智能已经展现出在制药行业的优势和潜力，那么为什么AI制药至今还未密集爆发？AI制药似乎依旧不堪大用。究其根本，还在于当今的人工智能技术在制药行业发展存在一些局限性。

1. 在数据采集和管理方面

在数据采集和管理方面，AI制药需要大量的数据来进行模型训练和优化，这些数据可以来自多个方面，如临床试验、基因组学、蛋白质组学、化学信息学等。但是，药物研发的数据通常是高度机密的，不同的医药企业之间难以进行数据共享。另外，数据的质量和可用性也是一个问题，有些数据可能存在偏差或缺失。因此，如何获取、管理和共享数据是AI制药面临的一个重要技术挑战。

在我国，医疗、医药数据也存在数据量小、数据体系不完整、数据标准不统一、数据共享机制不完善等问题。例如，病历、随访记录目前还很难标准化、数字化；国内创新药研发起步较晚，原始数据积累有限；国内药物数据存储分散，存储格式不一，完整药物数据获取比较困难；新药研发领域的核心数据来源于医药企业，考虑到商业机密的问题，企业不愿公开核心数据。医疗、医药数据的数量和质量成为人工智能在制药行业发展的主要障碍。

2. 在数据预处理和特征工程方面

在数据预处理和特征工程方面，AI制药需要对各种数据进行预处理和特征工程，以提高模型的准确性和泛化能力。例如，对基因组数据进行去噪、标准化和归一化，对蛋白质结构进行三维重构和结构预测，对化学结构进行特征提取等。但是，不同类型的数据预处理和特征工程存在巨大差异，需要使用不同的技术和算法进行处理。AI制药需要不断改进相应技术和算法，以克服局限性。

3. 在模型开发和优化方面

在模型开发和优化方面，AI制药需要建立多种类型的模型，包括分类模型、回归模型、生成模型等，以适应不同的药物研发任务。这些模型需要经过不断的优化和调整，以提高其预测准确性和泛化能力。但是，药物研发任务的复杂性和多样性导致模型开发和优化的困难度也相应增加。因此，为了解决模型开发和优化的问题，AI制药需要不断探索新的算法和技术，以提高模型的复杂度和灵活性。

4. 在生物复杂性、个体差异性和多学科支持方面

我们不得不充满敬畏地说，生物是一个非常复杂的体系。理论上能起效的新分子，在人体中可能有毒性，可能有脱靶效应，可能有副作用，可能与其他分子发生复杂的反应。更何况，没有两个患者的身体特征完全一样，这进一步增加了药物研发的复杂程度。即便人工智能可以

创造出人类急需的药物，改善健康，治疗疾病，但不论是生成强化学习等方法的结合，还是量子计算的迷人前景，都需要生物学、化学及更多学科的支持，只有保证科学的供给，才能更好地产出科学。换言之，人工智能再具有潜力，也只能是作为人类制药的工具存在。

人类智慧所能做的，是尝试理解生物学语言，尝试理解化学语言，然后把这两种语言合到一起，从而能够找到和疾病相关的蛋白质最匹配的那个化学分子，最终治愈人体的疾病。而人工智能所要做的，就是和药物化学家一起合作，来让人类可以去发现更好的药物。

AI制药作为一个新生的、跨学科的复杂行业，每天都需要面对复杂的问题。在人工智能探究新药上，人们将会综合化学、生物、计算机、数学、统计等多个学科的经验。如何实现如此多学科的彼此对话和彼此理解，也是AI制药的未竟之路。

7.2 AI 制药迎拐点

蛋白质对生命来说不可或缺，它们几乎能支持生物体的所有功能。这些复杂的大分子由氨基酸链构成，而蛋白质的功能在很大程度上取决于它的三维结构。了解蛋白质的结构和功能对医药研究的进步至关重要。生物医学领域的众多挑战，包括开发治疗疾病的创新疗法，都依赖于对蛋白质结构和功能的了解。

由于蛋白质的结构极其复杂，到现在为止，医学上也只研究出少数蛋白质的结构。但是，这一情况随着用人工智能确定蛋白质的结构而取得了突破性进展。如今，随着AlphaFold2的开源，人工智能正被用来预测人体产生的几乎每一种蛋白质的结构。

7.2.1　蛋白质结构之谜

新药研发的过程中有一个关键的步骤，即识别新药靶点，也就是药物在体内的结合位置。实际上，过去几十年，尽管人类每年在制药方面的投资高达几百亿美元，但是平均而言，研发人员每年仍然只能找到5种新药。其中关键的问题就在于蛋白质的复杂性——大多数潜在药物的靶点都是蛋白质，而蛋白质的结构又实在是太复杂了。

要知道，人类生命得以运转离不开生物学里的"中心法则"。一方面，上一代生物会把自身携带的遗传物质，也就是DNA，照原样复制一份，传递到后代体内，一代代传递下去；另一方面，在每一代生物的生命过程中，这套遗传信息又可以从DNA传递给核糖核酸（RiboNucleic Acid，RNA），再从RNA传递给蛋白质，即完成遗传信息的转录和翻译的过程，执行各种各样的生物学功能。

不论是从遗传信息到DNA，还是从遗传信息到蛋白质，都离不开4种不同碱基的排列组合。对遗传信息到蛋白质来说，这4种不同碱基的排列组合，翻译出64种密码子。这60多种密码子又对应着整个地球生命系统中仅有的20多种氨基酸，而20多种氨基酸的排列组合，则构成了数万种至数亿种不同的蛋白质。所有生物都是由蛋白质构成的，蛋白质是一切生命系统的物质基础，密切参与着从触发免疫反应到大脑思考的每一个生理过程。

蛋白质的结构又决定了蛋白质的功能。值得一提的是，蛋白质只有正确折叠为特定的三维构型，才能发挥相应的生物学功能。而蛋白质四级结构的折叠，受到大量非共价相互作用的影响，想要从分子水平上了解蛋白质的作用机制，就需要精确测出蛋白质的三维结构。

其中，蛋白质的结构，除了包括不同氨基酸的排列组合，更重要的则是氨基酸链的三维结构。氨基酸链扭转、弯曲构成不同的蛋白质，因此具有数百个氨基酸的蛋白质可能呈现出数量惊人的不同结构。例如，一个只有100个氨基酸的蛋白质，已经是一个非常小的蛋白质了，但就是这么小的蛋白质，可以产生的可能形状的种类依然是一个天文数字，大约是一个1后面跟着300个0。这也正是蛋白质折叠一直被认为是一个即使是大型超级计算机也无法解决的难题的原因。

在这样的认知下，半个多世纪以来，医学研究人员开发了各种各样的技术来预测蛋白质的结构。1959年，佩鲁茨和肯德鲁对血红蛋白和肌红蛋白进行结构分析，解决了三维空间结构，并因此获得1962年诺贝尔化学奖。这也是人类历史上第一次彻底看清蛋白质分子机器的细节。

之后，豪普特曼和卡尔勒建立了应用X射线分析的以直接法测定晶体结构的纯数学理论，在晶体研究中具有划时代的意义，特别在研究大分子生物物质（如蛋白质）及新型药物分子结构方面起了重要作用。因此，豪普特曼和卡尔勒获得了1985年诺贝尔化学奖。

2017年，诺贝尔化学奖被授予给发明了冷冻电子显微镜技术的3位科学家，以奖励其对探明生物分子高分辨率结构的贡献。然而，对想要更深层次理解生命现象过程及更复杂的药物研发而言，仅靠这种"观察"的手段来研究蛋白质的结构，难以满足需求。

对一种复杂蛋白质结构的测定，往往需要耗费大量的时间和成本，甚至还不一定准确。历史上，动辄有科学家耗费几年、几十年时间才能得到一个清晰的蛋白质三维结构。因为基因测序技术的高速进步，人类掌握的基因序列已经有1.8亿个，但其中三维结构信息被彻底看清的只有17万个，还不到0.1%。

这也成为一直以来在生物学领域蛋白质三维结构难以突破的瓶颈所在。

7.2.2　从AlphaFold到AlphaFold2

好在人类社会总是在前进的，解决蛋白质折叠问题，明晰蛋白质的三维结构，作为生物学里悬而未决的几大终极难题之一，终于随着人工智能的发展，特别是深度学习方法的应用而曙光初现。

从1994年开始，为了监测这种超越超级计算机能力的蛋白质折叠过程，科学界每年都会举办一次国际蛋白质结构预测竞赛（CASP）。直到2018年几乎没有人取得过成功。但是，DeepMind的开发者们利用神经网络化解了这个难题。他们开发出了一种人工智能，可以通过挖掘大量的数据集来确定蛋白质碱基对与它们的化学键的角之间的可能距离——这是蛋白质折叠的基础。他们把这个人工智能命名为"AlphaFold"。

2018年，AlphaFold首次参加了CASP，并摘得桂冠。在2018年的比赛中，AlphaFold需要与其他参赛的人工智能比赛，解决43个蛋白质折叠的问题。最终，AlphaFold答对了25个，而获得第2名的人工智能只勉强答对了3个。AlphaFold的诞生成为蛋白质结构解析领域的里程碑，也彻底改变了众多生物学家的研究。

事实上，为了开发AlphaFold，DeepMind用了数千种已知蛋白质训练神经网络，直到它可以独立预测氨基酸的三维结构。对于新蛋白质，AlphaFold使用神经网络预测其组成氨基酸对之间的距离及连接它们的化学键之间的角度，接着AlphaFold调整结构以找到最节能的氨基酸布置。

需要指出的是，AlphaFold虽然拿了第1名，但是比第2名的优势并不明显，也没有表现出比传统思路有什么革命性的差异。并且，AlphaFold并不能算是人工智能完全体，它还借鉴了不少学术研究的成果，特别是David Baker教授的Rosetta程序和芝加哥大学徐锦波教授的RaptorX-Contact程序。用人工智能来预测蛋白质结构的真正突破，还在于AlphaFold2的问世。

2020年，DeepMind发布了AlphaFold的第2个版本AlphaFold2。与两年前的上一个版本相比，AlphaFold2的主要变化是直接训练蛋白质结构的原子坐标，而不是用以往常用的、简化了的原子间距或接触图。这也使得AlphaFold2在解析蛋白质结构的速度上有了进一步的提高。传统上，蛋白质结构预测可以分成基于模板预测和从头预测，但是AlphaFold2只用同一种方法——机器学习，对几乎所有的蛋白质都预测出了正确的拓扑学结构，其中有大约2/3的蛋白质预测精度达到了结构生物学实验的测量精度。

值得一提的是，与AlphaFold2一同进步的还有华盛顿大学医学院蛋白质设计研究所的研究者们，他们联合多个实验室等机构研发出基于深度学习的蛋白质预测新工具RoseTTAFold（于AlphaFold发布的同日在 *Science* 上发布），其在预测蛋白质结构上取得了媲美AlphaFold2的超高准确性，而且速度更快，所需要的计算机处理能力也较低。随着人工智能预测蛋白质结构的成熟，人类对蛋白质分子的理解还将经历一次革命性的升级。这些海量的结构信息，能让人们把对生命现象的理解再次往前大大推进一步。

7.2.3 拨开制药迷雾

在 AlphaFold2 发布的一年后，2021 年 7 月 15 日，AlphaFold2 相关论文发表，同时公开的还有免费的开源代码等信息，让业内的研究人员可以打造属于自己的版本。一周后，DeepMind 就宣布已经用 AlphaFold2 预测了人体内近乎所有蛋白质的结构，以及 20 个其他被大量研究的生物体（其中包括小鼠和大肠杆菌）的完整蛋白质组，累计有 36.5 万个结构。DeepMind 还将这些信息上传到了由 EMBL-EBI 维护的数据库。在那之后，这个数据库已经收录了近 100 万个结构。根据 DeepMind 的统计，目前已有超过 40 万人使用过 EMBL-EBI 的 AlphaFold2 数据库。此外，还有一些 AlphaFold2 的"超级用户"：这些研究人员在自己的服务器中安装了 AlphaFold2，或者是打造了 AlphaFold2 的云版本，用来预测不在 EMBL-EBI 数据库中的结构或探索 AlphaFold2 的新用途。

2022 年 7 月 28 日，DeepMind 官方网站发布，AlphaFold2 已经确定了地球上几乎所有已知生物体中大约 2 亿种蛋白质的结构。这是一个典型的量变引起巨大质变的过程，而这一过程却是在约一年的时间内发生的。

大规模蛋白质结构的解析将大大促进药物发现的过程，帮助研究人员更好地了解药物与靶点蛋白质之间的相互作用，加速药物研发的过程，并促进制药公司开发更有效、更安全的药物。

此外，AlphaFold2 不仅改变了科学家测定蛋白质结构的方式，还帮助一些研究人员打造全新的蛋白质。华盛顿大学生物化学家、蛋白质设计和结构预测领域带头人 David Baker 表示，深度学习彻底改变了他们团队设计蛋白质的方式。Baker 的团队用 AlphaFold 和另一个人工智能工具 RoseTTAFold 来设计新的蛋白质。他们改写了人工智能的代码，让软件在得到随机氨基酸序列的情况下，对它们进行优化，直到合成出能被这些神经网络识别为蛋白质的东西。2021 年 12 月，Baker 的研究团队报告了他们在细菌中表达了129种这些幻想蛋白质，发现其中约1/5的蛋白质会折叠成类似他们预测的结构。而这是这种网络能用来设计蛋白质的首个证明。基于此，2022年7月21日，来自华盛顿大学等机构的科学家们在 *Science* 上发布了一款新的人工智能软件，该软件能够为自然界中尚不存在的蛋白质绘制结构。更重要的是，科学家们已经利用这一软件创造出潜在用于工业反应、癌症治疗，甚至用于预防呼吸道合胞病毒（Respiratory Syncy-tial Virus，RSV）感染的候选疫苗的原始化合物。

今天，人工智能掀起的制药革命会走向何方依然无法预见，但 AlphaFold2 等一众人工智能工具的开发都已经向科学家们显示出科技发展的巨大力量。试想一下，未来，如果把人工智能工具 AlphaFold 与生成式对抗网络结合起来，再加上量子计算领域可预期的突破，那么我们就将真正拨开制药迷雾，迈向一条全新的制药坦途。

7.3 GPT 医药路向何方？

对 AI 制药来说，在经历了一个漫长的成长爬坡期后，今天，随着蛋白质结构的大规模破解，AI 制药也来到了一个新的起点。尤其是在以 GPT 技术为代表的 AI 大模型的爆发下，越来越多的制药公司正在研究如何利用人工智能实现未来药物定制，这也是 AI 制药的未来所至。

7.3.1 药物定制的未来

药物定制是指根据患者的基因组信息和病情等个体化信息，为患者制定个性化的药物治疗方案，以提高治疗效果和降低副作用的发生率。今天，随着 GPT 的加入，药物定制正在走向一个前所未有的医药未来。

实现药物定制的第一步就是收集和分析患者的基因组数据。这项工作需要先对患者进行基因测序，得到患者的基因组数据。然后，利用 GPT 对这些基因组数据进行分析，以了解患者的基因变异和表达情况等信息。这些信息将有助于确定患者是否具有药物代谢酶的突变、药物的受体基因是否有多态性等，从而更好地了解患者对药物的反应。

　　未来，基于基因组数据的分析结果，GPT可以帮助制药公司更好地设计和筛选药物。利用GPT，制药公司就可以快速地模拟药物与受体的相互作用过程，预测药物的理化性质和作用机制等信息。此外，GPT还可以帮助制药公司对候选药物进行高通量筛选，以快速地评估药物的疗效和副作用，甚至可以为特定的疾病设计个性化的治疗方案。这些工作将有助于制药公司更快地开发出具有个性化疗效和安全性的药物。

　　与此同时，实现药物定制还需要确定患者的药物剂量。不同患者的生理状态和基因组信息不同，因此对于同一种药物，不同患者的最佳剂量也不同。GPT可以帮助制药公司根据患者的基因组信息和生理状态等因素，确定最佳的药物剂量。同时，GPT还可以实时监测患者的病情和药物代谢情况，以调整药物剂量和治疗方案，提高治疗效果和降低副作用的发生率。

　　想象一下，未来，当你感觉不适或出现疾病时，你可以去医院或药店，通过自己的生物数据、基因信息和病情，定制专属于自己的药物。

　　首先，你需要进行一系列的基因测序和生物数据采集，将这些信息输入到医疗GPT平台中。医疗GPT平台将成为未来药物定制的核心技术，它将综合个人基因信息、生物数据及大数据分析等多方面的信息，为每个患者制定出最适合他们的药物治疗方案。GPT平台利用机器学习算法和计算机模拟技术，将能够预测药物分子在人体内的生物活性、代谢和副作用等情况，从而有效地避免了传统药物制造和临床试验过程中的不确定性和风险。然后，通过GPT平台的分析和比对，人工智能就能得到关于你的病情、病因和个人基因的详细信息。接下来，GPT平台会根据你的个人信息和病情，利用机器学习算法和计算机模拟技术等，预测出适合你的药物分子和治疗方案。这些药物分子可以更准确地针对你的疾病和基因特征，具有更好的生物活性和药效。最后，利用三维打印技术制造出专属于你的药物。针对不同人群和病情，将会制造成各种不同的药物剂型和配方。例如，对于某些患者，可以以注射液、皮下植入等形式进行药物定制；对于某些疾病，药物可以制造成吸入药、贴片、眼药水等各种剂型，以便于患者的使用和治疗效果的最大化。

7.3.2 GPT医药走到哪儿了？

在以GPT技术为代表的AI大模型的爆发下，GPT医药正在迈向一个新阶段。GPT代表了两大要素：一是以自然语言为媒介，打破了以往计算机+生命科学的交互方式及门槛；二是深度生成模型为生物医药带来新的活力，提升研发效率与质量。

Gartner分析师Brian Burke表示，制药公司正在使用生成式AI设计针对疾病的蛋白质模型的特性或功能。他说："几乎所有大型制药公司和许多小型制药初创公司都在致力于生成式人工智能，它已经开发了几年。一些药物现在正在进行临床试验。这将是制药行业的重大转变。"

实际上，早在2019年，研究人员发表在*ACS Central Science*上的一篇论文中就描述了如何使用GPT相关技术识别新的抗菌药物。该研究表明，GPT在药物发现中的应用可以帮助药物研发人员更快速、高效地开发新的化合物。剑桥大学的研究人员已经利用ChatGPT确定了一个治疗阿尔茨海默病的新靶点；加利福尼亚大学旧金山分校的研究人员也通过ChatGPT分析电子健康记录，识别了现实环境中存在的潜在药物间相互作用关系。

GPT之外，英矽智能也于2023年宣布其新冠小分子药物ISM3312正式获批进入临床，这是英矽智能第2款使用生成式AI设计的小分子药物。2022年12月，Meta AI利用其基于2.5亿条天然蛋白质序列的预训练语言模型，生成了228条蛋白质序列，其中152条序列能够进行可溶性表达，且蛋白质序列的新颖性极佳。Salesforce Research在*Nature Biotechnology*上发表的一篇论文也力证了生成式AI制药的可能性：通过ProGen模型进行蛋白质生成的工作，该模型生成的具备特定属性的蛋白质序列多样性强，且生成的酶能够展现出与天然酶相似的活性。

当前，不少AI制药公司都将ChatGPT问答的方式加入到自己的研发平台中，如晶泰科技的ProteinGPT。晶泰科技自主开发了大分子药物De novo 设计平台 XuperNovo，该平台包含一系列大分子药物从头设计策略。其中一款策略在内部被称为 ProteinGPT，其技术路线与 ChatGPT 相似，可以一键生成符合要求的蛋白质药物。

又如英矽智能的 ChatPandaGPT。英矽智能是一家端到端的人工智能驱动的医药研发公司，目前已经融资到 D 轮，同时有多个处于临床和临床前阶段的分子。基于近期在大语言模型上的最新进展，研发团队已在其靶点发现平台 PandaOmics 上整合了先进的 AI 问答功能。这项新功能被称为 ChatPandaGPT。根据该公司官网的信息，ChatPandaGPT 是专门为提供与分子生物学、治疗性靶点发现和药物开发相关的信息和问答而设计的。基于自然语言处理和机器学习算法，ChatPandaGPT 可以自动对用户的问题进行理解和解释，并提供一种更个性化获得关于分子生物学、治疗性靶点发现和药物开发相关信息的方式。

还有英飞智药的 PharGPT。英飞智药由北京大学前沿交叉学科研究院定量生物学中心的裴剑锋创办，致力于 AI 制药技术的系统性落地，旗下 PharmaMind 是集成人工智能和计算模拟设计技术的小分子创新药物研发平台。2023 年 2 月 15 日，英飞智药宣布其与北京大学共同研发的药物设计版 ChatGPT 工具——PharGPT，现已集成到 PharmaMind 客户端 V3.8 版本中。该模块主要通过输入简化分子线性输入规范（Simplified Molecular Input Line Entry System，SMILES）格式的分子，实现新分子的生成与片段替换。

此外，李彦宏发起创立的生物计算公司百图生科也宣布了其生物版 GPT。2023 年 3 月 23 日，百图生科在北京发布生命科学大模型驱动的 AIGP（AI Generated Protein）平台，设置了 3 类功能模块，在较短时间内设计和生成具有特定性质的蛋白质。百图生科计划将部分功能模块进一步开放，让专业用户可以直接自主使用。

当然，虽然在制药领域，以 GPT 为代表的 AI 大模型可能在某种程度上可以帮助发现靶点、生成分子，甚至产生一些之前未曾考虑过的新想法，但将其真正落地 AI 制药也还需要很多的研究和探索。总的来说，虽然 GPT 不是完美的，依然还有 Bug 存在，但仍然不可否认 GPT 具有的颠覆性力量。基于庞大的数据进行学习的GPT已经有不输于人类的学习能力。假以时日，GPT可能就可以真正帮助研发新药。尤其对于靶向药物的开发，将会因为人工智能技术的介入而大幅提速，并且会大幅降低成本。

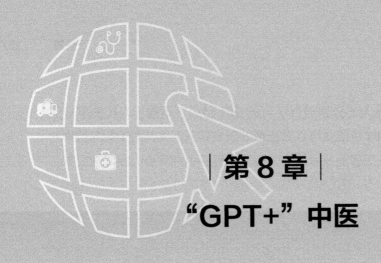

| 第 8 章 |
"GPT+" 中医

8.1 中医发展的现代化迷途

中医是中国传统医学的重要组成部分。在数千年的发展过程中，中医不断吸收和融合各个时期先进的科学技术和人文思想，理论体系日趋完善，几千年的发展历史也使其成为中华文明的瑰宝。

中医内涵丰富、理论深厚，被称为"宝库""智慧的结晶"，它不仅积淀了丰富的医学知识，更是中国文化的重要组成部分。不可否认的是，中医对中华民族的繁荣发展和绵延永续发挥了重要作用。然而，随着现代医学的发展，中医的地位和发展遭遇到前所未有的挑战。如何应对挑战，兴盛中医，成为一千年医学体系的现实难题。

8.1.1 中医之渊源

作为中国传统医学的一种，中医有着悠久的历史和深厚的文化底蕴，历经风雨，依旧是中国文化中一块璀璨的瑰宝。

中医的起源可以追溯到商周时期，当时已经有了关于药物治疗、针灸和按摩等治疗方法的记录和实践。

随着时间的推移，中医不断地发展和演变，逐渐形成了独特的理论体系和丰富的实践经验。春秋战国时期，中医理论逐渐形成，并在中医经典之一的《黄帝内经》中体现出来。《难经》全名为《黄帝八十一难经》，由扁鹊所著，主要记录了秦汉时期的医学知识，记录了人体经络脏腑的81种疾病，并且有许多独特的看法，对中医学术的发展产生了长远的影响。《神农本草经》起源于神农氏，代代口耳相传，于东汉时期集结整理成书，是我国现存最早的药物学名著，被称作中医药学的经典著作。东汉末年，张仲景所著的《伤寒杂病论》奠定了中医临床诊疗的基础，成为中医理论的重要组成部分。随着社会的不断发展和医学的深入研究，中医不断地丰富和发展，形成了一个完整的理论体系和治疗方法。唐宋时期，随着文化、经济和医学的发展，中医理论和实践也得到了极大的发展。唐代孙思邈所著的《千金方》和宋代王怀隐所著的《太平圣惠方》等经典著作，对中医理论和实践的发展产生了重要影响。明清时期，随着科技、医学和文化的进步，中医的发展和传承得到了进一步推动和加强。明代张介宾所著的《景岳全书》和李时珍所著的《本草纲目》等著作，进一步丰富和完善了中医理论和实践。《本草纲目》是世界闻名的药物学巨著，对世界药物学、植物学、矿物学等的发展产生了较大影响。清代的《本草崇原》和《证治汇补》等书籍，也对中医的研究和应用产生了重要影响。

然而，随着科学技术的进步和现代医学的兴起，中医在19世纪后期遭遇到前所未有的冲击和挑战。中医被贴上"落后、愚昧、无效"的标签，陷入了困境。中医在传承过程中出现了断层，医学研究的重心转向了西方医学，中医在西方世界的影响也逐渐消失。

20世纪初，中国开始走上现代化的道路，中医也经历了一系列的变革和发展。中医学者开始反思传统中医的优劣，并在现代医学的基础上，积极开展中西医结合的研究和实践，使中医得以在现代医学的框架下发展。同时，国家对中医的保护和发展也日益重视，对中医学的研究和传承给予了更多的支持和鼓励。

新中国成立初期，各项工作百废俱兴。在中医方面，1949年中央人民政府卫生部下属医政处便设立中医科，到1954年中医科升格为中医司。不过，当时，更多的是以领导人的名义进行宣传推广，实际效果有限。事实上，中西医之争是近代以来就一直存在的，但由于社会对中医的偏见由来已久，党中央关于团结中西医的指示并没有得到很好的贯彻，中医政策也在曲折中探索。

1986 年，国家中医管理局的成立标志着我国中医发展进入建制化时期，也标志着政策主体的清晰明了。中医政策发文主体明显增多，呈现出以国务院为核心、多部门共同参与的特征。但是，政策手段仍然是以管理和监督等行政手段为主导，法律手段、经济手段和宣传教育手段的作用并不突出。中西医之辩仍停留在孰是孰非之中。

可以看到，中医的复兴过程并不容易。一方面，中医学界存在着思想观念的分歧，中西医结合的实践并不顺利；另一方面，中医的市场化运作也导致了一些问题的出现，如虚假宣传和药品质量问题给中医的形象造成了负面影响。

可以说，中医的发展经历了风风雨雨。但在中国历史的长河中，中医一直是中国民族文化和医学宝库的重要组成部分，具有不可替代的重要作用。

8.1.2　谁在阻碍中医现代化？

尽管在当前，中医已经得到相当广泛的应用，但中医在发展过程中仍然面临着一些挑战和问题，这些挑战和问题也阻碍着中医进一步向前发展。

（1）中医的教育体系和医疗体系亟待改革。中医教育是培养中医人才的重要途径，是中医事业发展的基础。但是，在当前中医的教育体系中，仍然存在一些亟待改进的问题。其中最突出的问题是课程设置和教学方法不够现代化，以及师资队伍建设不够完善。目前，中医教育仍然以传统的中医教学模式为主，而传统的中医教学模式多为讲授经典著作、传授经验等方式，忽视了现代教学技术和方法的应用。由于这种教学模式的局限性，学生很难真正掌握和理解中医学科的核心理论和知识。另外，中医师资队伍中存在着水平不齐、专业背景不够多样化、教学经验不足等问题。为了提高中医教育的质量和效果，需要加强中医师资队伍的建设，吸引更多的优秀人才投身中医教育事业。在中医医疗体系改革方面，中医医疗资源分配不均是一个普遍存在的问题。一方面，中医资源集中在大城市和发达地区，而一些地方的中医资源则非常匮乏，导致了中医服务的不均衡；另一方面，中医机构的质量和规模也存在很大的差异，一些中医机构的设备、技术和服务水平还有待提高。中医医疗体系也存在诊疗流程不规范、医疗质量难以保证等问题，这也是中医发展停滞的主要原因之一。

（2）中医发展面临着科学性和现代性问题。中医是基于中华民族数千年的医疗实践和哲学思想而形成的，因此它的理论体系具有很强的文化传承性和历史传统性。但是，这也意味着其中的某些理论可能与现代科学的认识不符合，或者缺乏科学验证。例如，中医的"气血""阴阳"等概念，虽然在中医理论中被广泛运用，但其具体含义和作用机制并未得到科学界的广泛认可和验证。这些问题使得中医的科学性受到了挑战，也给中医的发展带来了困难。

（3）与现代医学相比，中医在诊断和治疗技术方面也存在不足之处。现代医学借助了许多先进的技术手段，如医学影像、生物技术、微创手术等，这些技术手段能够准确、快速地定位疾病、诊断疾病，并进行有效的治疗。而中医则主要依靠望、闻、问、切等经验性方法进行诊断，治疗则更多地采用中药和针灸等方法。虽然中医治疗方法独具特色，但对于某些疾病，如严重的创伤和重度感染等，中医的治疗效果不如现代医学。

（4）中医与现代医学在病因学、病理学、药理学等方面存在较大差异，中医的疗效也缺乏科学的评估体系。现代医学的发展离不开严谨的科学实验和大规模的临床试验，而中医则缺乏这种科学的评估体系。这就意味着中医的疗效难以被科学所证明，也难以与现代医学的疗效相比较。

当前，中医的前述问题已经成为中医向前发展必然面临的现实问题，回应挑战，兴盛中医，同时不断弥补自身的不足，与现代医学进行交流和融合依然道阻且长。

8.2 现代中医标准化之路

今天，在政策的推动和社会的变革下，中医已经走上了现代化发展的快车道。不过，仍有诸多因素阻碍着中医的发展，除中医的教育体系和医疗体系亟待改革及中医的科学性和现代性问题外，另一个阻碍因素就是中医标准化问题。

事实上，虽然作为中国的传统医学，中医历史悠久、体系庞大、理论复杂、实践经验丰富，但一直以来，中医标准化也都是一个难以解决的难题。中医标准化究竟难在哪儿？在现代技术的支持下，中医标准化有解法吗？

8.2.1 中医体系庞大、理论复杂

中医是一门系统的学问，其体系庞大、理论复杂，往往需要长时间的实践和积累才能逐渐掌握。中医不仅包括脏腑、经络、气血、阴阳等基本理论，还包括诊断、治疗、预防等方面的实践经验。因此，中医标准化需要建立在对中医体系的全面理解和深入研究的基础上，才能制定出有针对性的标准和规范。

具体来看，中医理论包含很多具有主观性的判断和不确定性因素，如望、闻、问、切等诊断方法的准确性和可靠性在不同的医生和患者之间可能存在差异。

8.2.2 中医实践存在差异性

中医实践中的差异性也是影响中医标准化的一个重要因素。中医治疗是基于个体化的诊断方法和治疗方案的，而不同的医生可能会采用不同的诊断方法和治疗方案。由于中医理论和实践的复杂性，很难找到通用的标准和规范，特别是在不同地区、不同流派的中医实践中，可能存

在差异性和个体化的治疗方法。

8.2.3　传统中医具有独特性

要知道，中医的历史悠久、底蕴深厚。很多学习中医的弟子往往是在师父门下跟随多年，通过师父口传心授的方式掌握中医理论和实践技术的。因此，在中医标准化的过程中，如何平衡传统中医的独特性和标准化的需要，也是一个难点。需要在传承中医传统的同时，注重标准化和规范化的推进，确保中医的质量和安全。

以针灸为例，针灸作为中医的一个重要疗法，已有数千年的历史。然而，在现代医学的标准下，针灸疗效的科学性和可靠性仍然存在争议。虽然有许多临床实践证明针灸可以缓解疼痛、改善循环等问题，但其治疗机制仍不完全清楚，也无法用现代医学的标准化方法进行测量和验证。在进行针灸操作方面，需要掌握针刺的深度、角度、位置、插入速度等多种因素，而不同的病症、不同的患者可能需要采用不同的针刺方法。因此，制定出适用于所有情况的标准和规范非常困难。另外，针灸的治疗效果也受到多种因素的影响，如针灸师的技术水平、患者的病情、治疗时机等。这些因素使得针灸的疗效难以被科学验证，从而影响了针灸在现代医学中的地位。

8.2.4　中医面临知识产权保护和国际标准化的挑战

中医理论和实践经验源远流长，是中国传统文化的重要组成部分。然而，在中医标准化的过程中，如何平衡传统知识的保护和发展及国际标准化的需求，是一个具有挑战性的问题。因此，中医标准化需要考虑到不同文化和社会背景下的需求，制定出具有全球影响力的标准和规范。

8.2.5　不同地区的中医历史沿革不同

中医发展始于中国古代，其理论和实践经验的形成始于古代人民对疾病的认识和对自然的观察。在这漫长的历史中，中医在不同的地区形成了不同的医学体系。

不同地区的历史背景、文化和哲学观念的差异对中医的影响非常深刻。南方中医和北方中医就是一个典型的例子。南方中医注重阴阳平衡、脏腑相生相克、气血调和等理论，强调中药的运用和临床实践的经验；而北方中医则重视针灸、推拿、拔罐等疗法，注重以辨证论治为主。在中药材的选择和使用方面，南方中医普遍更加注重使用热性药材，而北方中医则更多采用寒凉药材。这种差异也会导致南方中医和北方中医的处方不尽相同。此外，南方中医和北方中医在诊断标准和术语表达方面也存在差异。南方中医在术语表达方面会更加注重用诗词、典故等方式表达，而北方中医则注重术语的规范和简洁。

不同地区的中医历史沿革不同，再加上地域文化差异，都给中医标准化带来了极大的困难。因此，在进行中医标准化工作时，需要考虑到不同地区的实际情况，尊重中医文化多样性的特点，制定适合不同地区和不同人群的标准和规范。

8.2.6　中医概念模糊、标准不一

中医标准化的另一个难点是概念模糊、标准不一。由于中医理论和实践的发展需要，中医的概念和标准在不同的时期和不同的地区会有所不同。在古代，中医的诊断标准主要是根据患者的脉象、舌苔、面色等进行判断。随着现代医学技术的进步，中医的诊断标准逐渐加入现代医学的技术手段，如医学影像、实验室检查等。这种演变导致了中医诊断标准的多样性和复杂性，从而增加了中医标准化的难度。

中医治疗方案的制定就存在概念模糊、标准不一的问题。中医的治疗方案需要考虑患者的具体病情、年龄、体质等因素，因此中医的治疗

方案是非常个性化的。不同的中医医生可能会根据自己的经验和认识制定不同的治疗方案。在不同的地区，由于环境、文化和历史等原因，中医的治疗方案也存在差异。这种差异性导致了中医治疗方案标准的缺失，给中医标准化带来了挑战。

在中医的药物治疗方面，中药配方是中医治疗的重要方式之一，不同的中医医生可能会根据自己的经验和患者的具体情况制定不同的中药配方。由于中药材的种类和功效的复杂性，中药配方的制定非常考验中医医生的经验和临床能力。然而，由于中药配方的制定缺乏标准化的依据，往往会导致同样的病症在不同的医生处得到不同的中药配方，甚至同一名医生在不同的时间和地点也会采用不同的配方。在这种情况下，患者的治疗效果和安全性无法保证，这也给中医治疗的科学性和标准化带来了巨大的难题。不仅如此，在中药材的质量标准上，由于中药材的采摘、储藏、加工等过程的不同，导致同一种中药材在不同地区或不同生产厂家之间存在着质量差异。此外，由于对中药材药效的认识也有所不同，导致不同地区和不同生产厂家对中药材的质量标准存在差异。

好在针对中药配方的标准化问题，目前已经有了一些初步的尝试。例如，中药配方颗粒化是将传统中药煎煮成颗粒剂，方便患者口服，且不同生产厂家所生产的中药颗粒是按照一定的规范制定和生产的，这能够提高中药配方的标准化和可控性。此外，针对某些常见病症的中药方剂，也可以在国家标准的指导下进行研究和制定，以确保中药配方的安全性和有效性。

中医概念模糊和标准不一的问题给中医标准化带来了挑战。为了制定出有针对性的标准和规范，需要对中医的概念进行精确定义，对相关标准进行统一。但是，由于中医理论和实践的复杂性，这些标准和规范的制定并不是一件容易的事情。

可以看到，前述因素都影响着中医标准化的进程。要解决这些问题，需要通过多方面的努力，建立一个科学、可行、全面的中医标准化体系，以推动中医的健康发展和全球传播。

8.3 中医发展，GPT 有方

以GPT为代表的AI大模型作为当前最具应用前景的前沿技术之一，其强大的数据处理和模式识别能力，使得它在医疗领域的应用逐渐得到重视。中医作为一门古老的医学，也在积极探索如何运用人工智能技术进行标准化，以更好地发挥中医的优势和特点。那么，面对中医发展的标准化难题，GPT会成为最优解法吗？在中医标准化之路中，GPT又扮演着怎么样的角色？

8.3.1 GPT助力中药质量控制

中药作为中医的核心，是中医临床治疗的重要组成部分。中药质量的好坏直接关系到中药的疗效和安全性。目前，中药质量控制主要依赖于人工鉴定和检测，但由于中药复杂性高、样本数多、检测项目繁多等特点，人工鉴定和检测的准确性和效率存在一定的局限性。而GPT具有准确、高效的特点，可以在中药质量控制中得到广泛应用。

1. 在中药材鉴定方面

中药材鉴定是中药质量控制的基础工作，其准确性和稳定性直接影响中药制剂的质量和疗效。传统的中药材鉴定方法主要依靠人工的观察、嗅闻、品尝等方式进行，存在时间长、效率低、鉴定结果不稳定等问题。利用GPT进行中药材鉴定可以大大提高鉴定的准确性和效率。

利用图像识别技术，GPT可以对中药材的形态、颜色、纹理等特征进行快速的鉴定和分类，提高鉴定的准确性。同时，结合深度学习算法，GPT还可以对中药材的组织结构、成分含量等方面进行更加精细的分析和鉴定，进一步提高鉴定的准确性和稳定性。例如，北京中医药大学的科研团队利用卷积神经网络（Convolutional Neural Network，CNN）对35种中药材进行图像分类，实现了98.2%的分类准确率。

此外，GPT还可以与传统的中药材鉴定方法结合进行鉴定，如进行理化特性鉴定、显微鉴定等，进一步提高中药材鉴定的准确性和可靠性。并且，利用语音识别技术，GPT还可以将中医医生的临床诊疗经验转换为数字化信息，建立中药材鉴定的智能化系统，为中药材鉴定提供更加便捷和准确的解决方案。

2. 在中药成分预测方面

中药的药效和功效与其成分密切相关，因此GPT在中药成分预测方面的应用具有重要意义。利用传统的预测方法，需要对中药成分进行分离、提取、纯化等烦琐的操作，耗费时间和精力。而利用GPT进行中药成分预测，可以大大提高成分预测的准确性和效率。

基于化学分析和质谱分析等技术，结合GPT就可以快速地确定中药成分的含量和质量，并进行药效和功效预测。GPT可以帮助中药企业和研究机构对中药成分进行准确、快速的分析和预测，从而为中药制剂的配伍提供科学依据。

3. 在中药制剂的合理配伍方面

GPT还能为中药制剂的合理配伍提供科学依据。中药制剂是由多种中药组成的，不同中药之间存在着复杂的相互作用和影响。在中药制剂中，常常需要根据患者的具体病情和病理特点，选取不同的中药进行组合使用，以达到最佳的治疗效果。而中药的组合使用需要考虑不同中药成分之间的相互作用及其对人体的药效影响，所以这对中药医师来说是一项非常烦琐的工作。借助GPT，中药医师可以通过输入患者的具体病情和病理特点，让GPT预测出不同中药成分之间的相互作用及其对人体的药效影响，从而帮助中药医师进行中药制剂的合理配伍，提高治疗效果。

8.3.2　GPT助力中医辅助诊断

中医辅助诊断是中医诊疗的重要环节，其准确性和效率直接影响到中医临床诊疗的效果。传统的中医辅助诊断主要依靠中医医生的经验和感觉，其诊断结果存在一定的主观性和不确定性。而 GPT 可以通过数据挖掘、机器学习等技术手段，实现对中医辅助诊断的自动化和智能化。

1. 建立中医辅助诊断的数据库

为了实现对中医辅助诊断的优化和智能化，可以建立中医辅助诊断的数据库，将中医医生在诊断过程中的病历、诊断依据、诊断结果等信息进行记录和存储。通过数据挖掘技术，可以对这些数据进行分析和挖掘，提取其中的规律和模式，为中医辅助诊断提供数据支持和指导。

例如，苏州大学医学院联合苏州财经职业技术学院和江苏省中医院，利用大数据和人工智能技术，建立了中医辅助诊断数据库。该数据库涵盖中医辅助诊断的各个方面，包括病案信息、病历信息、中药信息、病症信息等，同时还对中医辅助诊断的规范化、标准化进行了深入研究，为中医临床诊疗提供科学依据。又如，中国中医科学院中医临床基础医学研究团队与百度联合推出了"百度中医"平台。这个平台集成了中医临床实践中的大量案例和数据，包括中医辨证论治、中药方剂、针灸推拿等内容。通过对这些数据的分析和挖掘，平台可以为医生提供有针对性的诊断和治疗建议，提高中医辅助诊断的准确性和效率。

此外，由于中医的辅助诊断方式较为复杂，GPT 也可以通过建立中医图像识别数据库，实现对中医辅助诊断的智能化。例如，医生可以通过上传舌诊、脉诊等图像，让 GPT 自动分析和判断，给出相应的中医诊断结果。这种方式不仅可以节省医生的时间，还可以降低中医诊断过程中的主观性和不确定性。

2. 对患者的症状和病史进行分析

在中医辅助诊断中，医生需要根据患者的症状和病史进行诊断。GPT 可以通过机器学习、自然语言处理等技术手段，对患者的症状和病史进行分析。例如，可以利用机器学习算法对患者的症状进行分类和预测，为医生提供辅助诊断和治疗决策。同时，还可以通过自然语言处理技术实现对患者病历文本的自动化解析和分析，提高中医辅助诊断的准确性和效率。

例如，2018年，中国中医科学院中药研究所与华为合作开发了基于人工智能的中医证候智能诊断系统"云智中医"，该系统通过分析患者的病史、症状和体征等信息，快速诊断中医证候，为中医临床治疗提供了便利，取得了显著的成效。又如，2019年，浙江省中医院开发了一个基于人工智能的中医药临床决策支持系统，该系统可以根据患者的病历和临床数据，进行中医证候辅助诊断和药物治疗方案推荐，为中医临床医生提供决策支持和治疗建议，有效地提高了中医临床治疗的准确性和效率。

3. 助力中医辅助诊断的标准化

在中医辅助诊断的标准化方面，GPT也扮演了重要角色。中医辅助诊断规范是实现中医辅助诊断标准化的基础。通过制定中医辅助诊断规范，可以规范中医辅助诊断的操作流程和方法，提高中医辅助诊断的准确性和可重复性。GPT可以通过数据分析、知识图谱和智能化平台等手段，为规范制定提供数据、知识和技术支持，为中医辅助诊断的标准化提供更为坚实的基础。

8.3.3　GPT助力中医知识管理

中医知识管理是中医标准化的重要组成部分，是保证中医理论和实践传承和发展的重要环节。中医知识内容丰富、形式多样，传统的中医知识管理主要依靠传统文献和中医专家的经验传授，其标准化程度和规范性有待提高。而GPT可以通过自然语言处理、知识图谱等技术手段，实现对中医知识的自动化管理和标准化。

1. 构建中医知识图谱

中医知识的形式多样，包括中医理论、中药学、针灸学等多个领域，其知识点之间存在着复杂的关系和交叉。为了更好地管理和利用中医知识，可以利用 GPT 构建中医知识图谱。中医知识图谱是将中医知识进行结构化和统一化，建立知识点之间的联系和层级关系，从而形成一个完整的中医知识体系。

中医知识图谱的构建需要借助自然语言处理技术，将中医文献中的知识进行自动化分析和提取。自然语言处理技术包括新词发现、命名实体识别、依存句法分析等，可以对中医文献进行深入的语义理解和分析。例如，对于《黄帝内经》中的"五脏六腑"，可以通过命名实体识别技术将其识别为实体，并将其与其他实体进行关联，形成一个完整的知识点。中医知识图谱不仅可以用于中医知识的自动化管理，还可以为中医临床诊疗提供支持。通过对中医知识图谱的检索，医生可以快速地找到与患者病情相关的中医知识，从而更好地指导临床诊疗。

例如，北京大学医学部中医药临床医学院就利用人工智能技术开发了中医药知识图谱，该图谱涵盖中医学常用的经典方剂、中药材和诊疗规范等信息，为中医学者和医生提供了全面、精准、实用的中医药知识服务。

2. 进行中医文献的自动化分析和挖掘

中医文献是中医知识的重要来源，也是中医学发展的重要历史文献。中医文献数量众多，其中不仅包括古代典籍，还包括近代的学术论文、医案等，内容涉及中医学的方方面面，如临床实践、医学理论等。然而，由于中医文献数量众多、形式多样，传统的文献阅读和理解方式存在一定的局限性，难以满足中医知识管理和应用的需要。未来，通过 GPT 进行中医文献的自动化分析和挖掘可以有效地解决这些问题，帮助中医学界更好地理解和应用中医文献。

例如，"中医药"是国家中医药管理局联合多家机构共同开发的中医药信息化平台，旨在推动中医药事业的数字化、智能化和标准化发展。该平台整合了全国范围内的中医文献、疾病诊疗方案、中药资源信息等数据，为中医药研究和临床实践提供了强有力的支持。在"中医药"平台上，中医文献的自动化分析和挖掘主要涉及两个方面：文献的结构化和内容的分析。其中，文献的结构化是指将中医文献的各个元素（如作者、出版社、年份等）进行标准化和统一化，以方便后续的数据分析和挖掘；而内容的分析则是指通过自然语言处理、机器学习等技术手段，对文献中的中医知识进行提取、分析和建模，为理论研究和临床实践提供帮助。

历史上，中医对中华民族健康做出了巨大贡献，经过几千年的实践检验，在维护人民健康方面发挥着重要作用。中医的整体观、系统论、辨证论治理念、通过调整整体来解决局部问题等方法越来越受到重视。当然，无论多么优秀的理论，终归需要实践来进行检验，需要标准化来进行推广。而今天，GPT就给了中医一个标准化的答案。可以预见，未来，GPT将推动中医标准化的进程，还将帮助中医实现从经验传承向知识传授的转变，提高中医的科学性和规范化水平，从而推动中医的健康发展，将会真正地助力中医走向世界与西医共同协作造福全人类。

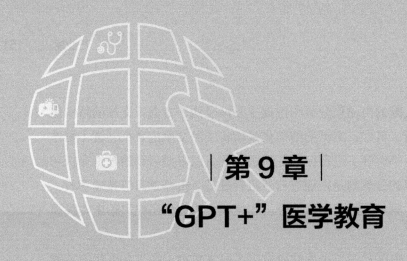

第 9 章

"GPT+" 医学教育

9.1 人工智能介入医学教育

人工智能对医学的改变和颠覆是全面的，就连传统的医学教育也受到了人工智能的挑战，从而开启了医学教育的数字化转型。

9.1.1 从医学教育到AI医学教育

传统的医学教育主要以教师为中心，学生听课、看书、进行实践和考试，然后通过反复实践来提高自己的技能并增长经验。当然，这种传统的教学模式也存在一些固有的缺陷，如对学生的教育效果不尽如人意、教师的教学水平和经验存在差异等。

（1）在传统的医学教育中，教学资源有限，往往需要大量实践操作和人力资源的投入，如医学实验室实习、病房实习、临床实习等，但这些资源有限且成本高昂，难以满足学生的需求。由于学生人数多而实践场地有限，导致实践机会不足，无法满足学生的学习需求。同时，医学教育对实践的要求很高，一些学生在没有足够实践的情况下毕业，实际能力较差。

（2）传统的医学教育往往注重理论知识的传授，但缺乏实践操作和临床经验的培养。事实上，这也是因为传统的医学教育受到教学模式的限制，往往采用讲授和听课的方式，缺乏互动和实践的机会，这就容易造成学生知识掌握不够扎实、实践经验不足的问题。由于医学知识的庞杂和复杂性，传统的课堂讲授往往难以做到全面细致的讲解，而临床实践又受到种种限制，难以让学生充分接触到不同的病例和医疗技术。

（3）在传统的医学教育中，教师水平参差不齐导致教学质量不均衡，难以保证每个学生都能得到优质的教学。由于医学教育的特殊性，医学教师需要具备高水平的理论知识和实践经验，但是并非所有的医学教师都能够胜任这一工作。

在这样的背景下，随着信息技术和人工智能技术的快速发展，医学教育也开始向着数字化和智能化的方向发展。相比于传统的医学教育，AI医学教育的优势在于，可以实现个性化的学习过程。通过分析学生的学习情况和行为模式，人工智能系统可以有针对性地提供学生所需的学习资源和学习路径。此外，人工智能系统可以通过模拟真实情况来帮助学生进行实践，提高他们的技能。而传统的教学模式则无法实现这些个性化的教学需求。

9.1.2　今天的AI医学教育

当前，人工智能已经成为医学教育中的重要组成部分，并且在医学教育中的应用越来越广泛。虚拟仿真和自适应学习系统是人工智能在医学教育中的代表应用。

1. 虚拟仿真

虚拟仿真是让学生们在虚拟环境中进行手术操作、病历记录和诊断等，以提高他们的技能。同时，虚拟仿真技术还可以提高学生们实践的安全性，因为他们可以在没有真实患者的情况下进行实践操作。近年来，越来越多的医院和医学院校开始应用虚拟仿真技术来帮助进行AI医学教育，提高学生的临床技能和判断能力。

例如，美国斯坦福大学医学院就开发了虚拟仿真技术教育项目来进行医学教育。斯坦福大学医学院的虚拟仿真技术教育项目主要包括两个部分：一部分是虚拟仿真手术教育，另一部分是虚拟仿真临床教育。在这个项目中，学生可以在模拟真实的临床场景中进行手术和诊断训练。虚拟仿真手术教育提供一个虚拟的手术场景。通过这个场景，学生可以接受各种手术的模拟训练，了解各种手术操作的技术细节和操作步骤。此外，虚拟仿真手术教育还可以模拟各种手术的复杂情况，如患者突然心脏骤停等，让学生学会应对各种意外情况。虚拟仿真临床教育提供一个虚拟的医学场景，包括患者病历和各种医学检查结果。通过这个场景，学生可以接受诊断和治疗方案制定的模拟训练。

虚拟仿真技术的应用，可以让学生在没有真实患者的情况下进行临床操作和训练，有效降低了医学教育的成本，还可以模拟真实的场景，帮助学生更好地理解各种临床情况，提高学生的实际操作能力和病情诊断水平。

2. 自适应学习系统

与虚拟仿真不同，自适应学习系统是指根据学生的个性化需求、兴趣和学习能力，自动调整教学内容、方式和速度的系统。在医学教育领域，自适应学习系统可以通过数据挖掘、机器学习等技术，为学生提供定制化的学习内容和学习体验，以提高教育的质量和效率。

例如，Osmosis是一家医学教育科技公司，致力于通过人工智能技术提供个性化医学教育。该公司开发了一个基于自适应学习系统的医学教育平台，帮助学生根据自己的学习进度和需求，定制学习计划和学习内容。平台使用机器学习算法，分析学生的学习数据和行为，为其推荐适合自己的学习资源和练习题目，并根据学生的反馈和表现，自动调整学习内容和难度，以提高学生的学习效率和成绩。

又如，Aquifer也是一家通过自适应学习系统提供医学教育解决方案的公司。Aquifer开发了一系列临床案例和病历仿真系统，利用人工智能技术为学生提供个性化的学习体验。系统根据学生的学习数据和表现，自动调整仿真场景和病例难度，并为学生提供实时的反馈和建议，以帮助其提高实践技能和临床决策能力。

再如，Caduceus作为一家专注于医学教育和医疗智能化的公司，开发了一个名为"Pathway"的诊断模拟系统，通过人工智能技术，根据学生的学习数据和表现，为其提供个性化的学习计划和实践机会。系统能够自动识别学生的学习差距和不足，为其提供相关的知识点和实践任务，并根据学生的反馈和表现，自动调整学习内容和难度，以帮助学生提高诊断能力和病例处理能力。

自适应学习系统在医学教育中的应用，可以大大提高学生的学习效果和满意度，同时也可以帮助教师更好地了解学生的学习状况，从而更好地指导学生学习，为医学教育带来更大的发展空间。

9.2 重启医学教育

人类总是借助工具认识世界，工具的发明和创新推动着人类历史的进步，同样，科学技术的变革和创新也推动着教育的进步与发展。人工智能给医学教育带来的变革是显著的，包括提供更好的教育资源、提高医学教学效率、革新医学考试评价等。当前，人工智能正在医学教育方面发挥着越来越重要的作用，推动医学教育进入人工智能时代。

9.2.1 提供更好的教育资源

医学教育需要大量的教育资源，包括文献、案例、视频、图像等，而传统的教学资源往往不够丰富和多样化，但这是人工智能的优势所在。人工智能在医学教育中的应用，可以为学生提供更好的学习资源和工具，使学生能够更加深入地理解和掌握医学知识和技能。

（1）人工智能可以为学生提供更多的在线学习资源和课程，这些资源和课程可以根据学生的兴趣和需求来定制。通过分析学生的学习数据和行为，人工智能可以自适应地为学生推荐更合适的课程和学习材料，并且可以自动调整教学计划和课程内容，从而更好地满足学生的需求和兴趣，使他们可以更加高效地学习医学知识和技能。自适应学习算法可以帮助学生更好地理解和掌握复杂的医学概念和技能，提高学习效率和效果。同时，人工智能还可以为医学教师提供更多的教学支持和资源，如自动化课程设计和评估工具等，从而提高医学教育的质量和效率。

（2）人工智能可以与虚拟现实技术和增强现实（Augmented Reality, AR）技术相结合，为学生提供更加直观的学习体验。例如，学生可以使用虚拟现实技术来进行人体解剖学和手术模拟，从而更加深入地理解人体结构和手术技巧。同时，增强现实技术也可以为医生提供更好的诊断和治疗工具，如可穿戴设备和 AR 眼镜等，从而提高医生工作的准确性和效率。

（3）人工智能可以为学生提供更好的辅助学习工具和技术，如语音识别、自然语言处理、图像识别和机器翻译等工具和技术。通过这些工具和技术，学生可以更加高效地获取和理解医学知识和技能，同时也可以更好地与教师进行交流。例如，学生可以使用语音识别技术来记录课堂笔记和进行个人学习总结，从而减轻学习负担和提高学习效率。另外，图像识别技术可以帮助学生更好地理解和识别医学影像，从而提高诊断和治疗的准确性。

总的来说，人工智能可以为医学教育提供更好的教育资源，从而使学生能够更加高效和深入地学习、理解、掌握医学知识和技能，帮助医学教育从传统的面授教学向在线教育和个性化教学转型，从而提高医学教育的质量和效率。

9.2.2 提高医学教学效率

作为效率工具，人工智能将大大提高医学教学效率，帮助学生更快、更准确地掌握医学知识和技能。

1. 个性化教学

在传统的医学教育中，教学内容和教学模式都比较固定，缺乏个性化和针对性。而人工智能可以通过数据分析技术和机器学习技术，对学生的学习情况进行分析和预测，根据每个学生的学习能力、兴趣爱好、学习历史等信息来设计个性化的教学计划和课程内容，从而提高学生的学习效率。另外，人工智能还可以利用自然语言处理技术和机器学习技术来解析学生的问答和反馈信息，从而更好地了解学生的学习情况和需求，及时调整和改进教学内容和方法，提高教学效率。

2. 虚拟实验和模拟

传统的医学教学模式往往是基于课堂教学和实验教学的，而这种教学模式存在一些局限性，无法满足当前医学教育的需求。人工智能可以通过虚拟现实技术、模拟技术等创新教学模式，帮助学生进行虚拟实验和模拟，以提高他们的实际操作能力和临床应用能力。例如，利用虚拟现实技术和机器学习技术，可以设计出各种不同的医疗情景和病例模拟，让学生可以在虚拟环境中进行实际操作和模拟治疗。此外，人工智能还可以帮助学生进行生物信息分析和疾病预测，从而提高他们的临床判断和诊断能力。

3. 自动化评估和反馈

人工智能可以帮助教师对学生的学习和工作进行自动化评估和反馈。例如，利用自然语言处理技术和机器学习技术，可以自动化地对学生的论文和报告进行语法和文献检查，并提供有针对性的反馈和建议，从而提高学生的学术水平和写作能力。另外，人工智能还可以利用图像识别技术和机器学习技术，对学生的诊断结果进行自动化评估和分析，从而提高学生的临床能力和诊断准确性。

4. 远程教育

人工智能可以帮助学生进行远程教育，从而提高教学效率。人工智能可以帮助学生进行在线学习，通过视频会议和在线讨论等方式，让学生可以远程参与教学和学习活动，从而提高教学和学习效率。

5. 自动化管理和监测

人工智能可以帮助医院和医学院校进行自动化管理和监测，从而提高教学效率。利用人工智能技术，可以对学生的学习进行自动化监测和评估，及时发现问题和优化教学流程。此外，人工智能还可以帮助医院和医学院校进行资源分配和管理，根据需求和资源情况进行自动化调配和分配，从而提高教育和医疗资源的利用效率。

9.2.3　革新医学考试评价

随着人工智能的发展和应用，医学教育领域的考试评价也在革新。

（1）传统的医学考试评价往往依赖于人工评分，评分标准存在主观性和不公正性等问题。而人工智能可以通过自然语言处理、机器学习等技术，对学生的答卷进行评估、分析和比较，提供更加客观、准确和公正的评价结果。

（2）传统的医学考试评价往往需要耗费大量的时间和人力，评价的质量和效率难以得到保证。而人工智能可以通过自然语言处理、机器学习等技术，对学生的答卷进行准确、快速的评价，提高评价的质量和效率。

（3）传统的医学考试评价往往无法实现个性化评价，无法考虑学生的个性化需求和特点。而人工智能可以通过数据分析、机器学习等技术，对学生的学习情况进行个性化分析和评价。

（4）传统的医学考试评价往往只考虑学生的学术能力和知识水平，而无法考虑学生的实际应用能力和综合素质。而人工智能可以通过数据分析、机器学习等技术，对学生的学习情况和综合素质进行全面、综合的评价。

9.3　通向未来医学教育

当前，以 GPT 为代表的 AI 大模型已经展现出汇总和应用基础医学知识的潜能。随着科技的发展，像ChatGPT这样的人工智能模型还将深入融合到更多医学场景中，进一步提高医疗服务的质量和效率。为了培养更适应时代发展的合格医生，医学教育也应转变培养理念和模式，以更好地适应未来新医学的发展。

9.3.1　医学院校之变

美国执业医师资格考试以难度大著称，而聊天机器人ChatGPT无须经过专门训练或加强学习就能通过或接近通过这一考试。这也意味着，基于一般性医学资料的训练，就可以让ChatGPT掌握非常强的专业知识。这一方面是让我们看到借助ChatGPT来实现在线问诊的可能。基于强大的诊疗数据库及大量的最新医学知识的训练，ChatGPT可以做出比一般医生更加专业、客观的诊断，并且可以实现实时的多用户同步诊断。另一方面则是让我们看到ChatGPT给医疗行业所带来的颠覆，并且将非常有效地解决当前医生医疗水平之间的差异问题，以及最大程度地解决就医难的问题。大部分常规疾病的诊断都将可以由人工智能医生所取代。人工智能给医疗行业所带来的颠覆已经开始，未来我们会更愿意接受人工智能医生的诊断，还是更愿意接受真实医生的诊断？或许，在严谨与专业的技术面前，人工智能比人更靠谱。

未来，医学院校的医学教育也将因为人工智能的融合应用而发生改变。未来的医学院校将不仅培养传统的临床医生，还将培养人工智能技术应用型医生。这些医生将会在具备临床医学知识和技能的同时，还具备深度学习、自然语言处理、计算机视觉等人工智能技术的知识和应用能力，以便能够利用这些技术来辅助医学诊断和治疗。

1. 在培养前沿疾病诊疗医生方面

随着人工智能技术的不断发展，可以预见，将来，常规性医疗诊断将由GPT医生代替，因此医学院校将着重培养前沿疾病诊疗医生。这类医生将会接受最新的医疗技术和理论知识培训，以应对不断变化的疾病和医疗领域的挑战。医学院校将加强医学实践教学，强化学生在实践中的培训，使其在毕业后能够更快速地适应临床工作。医学院校也将加强与医院的合作，鼓励学生在临床实习期间进行医学实践，并且让学生与临床医生紧密合作，以提高学生的医疗技能。这样的临床实践也有助于提高学生的应变能力，使其能够在面对复杂的病情时更快速地做出正确的判断。

2. 在培养 GPT 应用型医生方面

未来，GPT 应用于医学诊疗的范围将会更加广泛，不仅局限于常规的医学影像诊断和病历分析，也涉及基因组学、药物研发、精准医学、生物医学工程等领域，而这一切都需要 GPT 应用型医生的专业知识和技能来支持和推动。GPT 应用型医生的培养需要具备一定的条件和要求。

（1）医学院校需要拥有一批高素质的教师队伍，他们不仅需要具备临床医学的专业知识和技能，还需要具备人工智能技术的知识和应用经验。这些教师需要对人工智能技术有深入的了解和认识，同时需要具备应用人工智能技术的能力。

（2）医学院校需要拥有完备的教学设施和平台，以支持 GPT 应用型医生的培养。这些设施和平台应该具备高性能计算、云计算、大数据存储和处理、虚拟仿真等技术，以便能够为学生提供高质量的学习环境和实践机会。

（3）医学院校需要建立起与企业、科研机构和临床医院的紧密合作关系，以便能够让学生将理论知识与实际应用紧密结合起来。这样的合作关系将会为学生提供丰富的实践机会，促进他们对人工智能技术在医疗领域应用的认识和理解。

总的来说，随着人工智能技术在医疗领域的广泛应用，医学教育也将不断发展和创新。未来的医学院校将更加注重学生的实践能力和创新精神，通过跨学科合作和先进技术的应用，培养出更具综合素养和未来感的医学专业人才，为医疗行业的发展做出更大的贡献。

9.3.2　医学教育观之变

为培养出更符合GPT时代要求的医学生，医学教育观也应为了适应技术发展而做出改变。

1. 培养医学生的批判性临床思维能力

未来的医学教育需要注重培养医学生的批判性临床思维能力。GPT时代来临，医学知识和信息获取方式将发生深刻改变，这将使医学生的学习方式和学习过程发生变革。医学生不再需要记住所有的医学基础知识，医学生将从死记硬背和信息查找中适度解放出来，所以需要重塑基础医学教育模式和知识技能体系。医学教育应更加关注医学生对医学知识内在规律和医学理论之间逻辑的理解能力，注重培养医学生的临床思维能力。

培养临床思维能力就是培养医学生通过采集、分析和汇总患者所有可用数据和信息，利用所学医学知识、经验和直觉，制定诊断方案、估计预后和实施治疗策略的能力。培养临床思维能力的核心是培养医学生具备批判思维、系统思维和整体思维，教会医学生采用提问、分析、综合、解释、推理、归纳和演绎推理、直觉、应用和创造力解决实际临床问题。GPT只能通过现有知识进行结果的概率判断，仍然无法对未知知识进行创造性理解和加工，因此临床思维能力是医学生在GPT时代需要具备的重要核心胜任力。

2. 培养医学生的自主学习能力

未来的医学教育需要注重培养医学生的自主学习能力。自主学习能力是指学习者主动分析其学习需要、策划学习目标、辨析学习资源、选取合适的学习策略及评估其学习成果的能力。自主学习能力是医学生核心胜任力中保持终身学习的重要能力之一。GPT可以帮助医学生提高效率，但是医学生仍然需要自己把握学习目标、学习内容和学习进度。因此，在未来的医学教学过程中，教师应该培养医学生驾驭GPT工具的能力，引导医学生对 GPT 进行审视，以防止缺乏甄别的滥用和依赖等；同时，还需要培养医学生对人工智能交叉学科基础知识及对人工智能本身的理解和运用能力。人工智能发展的基础是物理、计算机、数学等学科，应该培养医学生对这些相关基础学科的理解能力，这有利于深入了解人工智能背后的逻辑并加以运用。

3. 培养医学生的人文素养

未来的医学教育需要注重培养医学生的人文素养。尽管 AI 医学教育表现出了惊人的能力和潜力，但它仍然存在着一些局限性和不足之处。医学教育的核心是人，而人工智能系统缺乏人文素养和情感智能，这可能会对医学生的医学实践产生负面影响。

（1）人文素养对医学生的医学实践至关重要。GPT 发展得再高级，一定时期内也难以像人一样感知特定人文环境中涉及人与人关系的个人身心状态，更无法代替人和人之间的共情交流。医生需要具备情感智能、沟通技巧和倾听能力，懂得如何分析患者病情并制定疾病治疗方案，了解并尊重患者的痛苦和经历，以便与患者建立起信任和良好的医患关系。这些都是医学生需要学习的。并且，医学生还需要学习如何处理情绪和沟通难题，以及如何识别和应对患者的需要和期望，这有助于医学生提高其病例分析能力和临床决策能力。

（2）人文素养有助于医生理解和尊重患者的文化、信仰和价值观。医生需要考虑到患者的文化背景和价值观，以便为他们提供个性化的医疗服务。此外，医学生还需要学习如何处理伦理和道德问题，以及如何在治疗和护理中遵循最佳实践和国际标准。

（3）人文素养能帮助医学生更好地理解和应用 GPT。GPT 的发展需要不断的数据输入和训练，而这些数据往往来自患者的医疗记录和隐私信息。因此，医学生在进行医学学习时需要意识到医学伦理和患者隐私保护的重要性，避免出现患者信息泄露等不当行为。此外，医学生还需要了解 GPT 的局限性和不确定性，以便在将来临床实践中正确地使用和解读 GPT 诊断结果。而当前这些基于医学理论体系与标准化诊疗的模式，在未来并不是评价医生医疗水平高低的核心，因为医生只需要熟练地掌握人工智能医生就能完成常规疾病的诊疗。

　　人工智能进入医学教育，给医学教育带来了机会，也带来了挑战。未来，医学生不仅需要掌握医学知识和技能，还需要具备批判性临床思维能力、自主学习能力及人文素养。只有这样，医学生才能真正地理解和应用GPT技术，为未来的医学实践和患者健康服务做出贡献。

未来篇

| 第 10 章 |
医疗 GPT 的未来挑战

10.1 医疗 GPT 的偏见与风险规避

人工智能在医疗领域的应用越来越广泛。人工智能技术可以用于辅助医生进行疾病诊断、制定治疗方案、药物研发等，从而为患者提供更好的医疗服务。然而，人工智能并非完全的中立，人工智能也存在着偏见，而这种技术所携带的偏见或许还将进一步对医疗 AI 产生影响。尤其是 GPT 时代的到来，将会放大这种影响，如何规避医疗 GPT 的偏见风险，已经成为我们迈入医疗 GPT 时代一个不可回避的现实问题。

10.1.1 人工智能的偏见

大多数人往往会认为，相比于人类的很多主观偏见，人工智能是计算机根据数据分析结果的判断，应该可以保持客观中立。但事实并非如此，毕竟，利用机器学习的人工智能是从大数据中学习的，也就是人类"喂养"人工智能什么样的数据，人工智能就直接吸收什么样的数据，这些数据本身不一定全是中立的，如果经过特定的原则筛选过，就有可能产生偏颇。

2018 年 4 月，美国麻省理工学院媒体实验室（The MIT Media Lab）曾打造出一款暗黑版人工智能，命名为"诺曼"（Norman，取名自电影《惊魂记》中的精神病患者）。该团队故意筛选出所有跟暴力、恐怖行为、死亡有关的图片和文字给"诺曼"深度学习，目的就是想知道"诺曼"会发展出什么样的模型。结果就是，"诺曼"成为全世界第一个精神病人工智能。并且通过人格测验证明，后来的"诺曼"不论看到什么新信息，所联想到的都跟邪恶有关。

事实上，The MIT Media Lab在2017年就曾经培养出一个会自己创作恐怖故事的人工智能作家"雪莱"［Shelley，以《科学怪人》小说作者玛丽·雪莱（Mary Shelley）命名］。该团队用多篇恐怖故事训练"雪莱"，使之拥有独立创作的基本功，并将"雪莱"设计成可以和人类一起工作。"雪莱"在推特上以故事接龙的方式邀请朋友共同创作，从中学习人类的各种可怕与令人不安的写作方式，创造出令人毛骨悚然的故事。

The MIT Media Lab发展"雪莱"和"诺曼"的目的，就是要向人们证明，算法本身没有问题，但是偏颇的训练数据会培养出有偏见的人工智能，预测出来的结果就会偏颇。而如果人工智能被有心人士刻意训练和使用，如通过发达的社交媒体传播，那么就可以轻易放大舆论操作影响社会。

当前，越来越多的案例表明，人工智能的算法歧视与算法偏见客观存在。人工智能的算法自动化决策还可能让不少人一直与心仪的工作失之交臂，难以企及这样或那样的机会。而由于算法自动化决策既不会公开，也不接受质询，既不提供解释，也不予以救济，其决策原因相对人无从知晓，更遑论"改正"。面对不透明的、未经调节的、极富争议的甚至错误的自动化决策算法，我们将无法回避算法歧视导致的偏见与不公。

这种带着立场的算法歧视在爆火的ChatGPT身上也得到了体现。媒体观察发现，有网民对ChatGPT测试了大量的有关于立场的问题，发现其有明显的立场，即其本质上被人所控制。

10.1.2 规避医疗GPT的偏见风险

面对人工智能的偏见和价值观，我们必须引以为鉴。尤其是在训练

GPT全科医生的过程中，因为医疗GPT的应用来自大量医疗数据，如果这些数据本身有年龄、种族方面的偏见，那么就可能造成GPT的错误判断。

2021年12月10日，*Nature Medicine*上的一篇论文证实了人工智能在医疗领域的偏见。研究人员研究了3个大型的、公开可用的放射学数据集，结果发现，如果患者属于获得相应医疗服务不足的人群，那么这些模型更有可能错误地预测他们是健康的，即使是使用基于最先进的计算机视觉技术的分类方法。也就是说，人工智能错误地把以往服务不足的患者归类为不需要治疗，从而加剧了现有的健康差异。具体来看，研究人员发现，女性患者、20岁以下的患者、黑人患者、西班牙裔患者和有医疗补助保险的患者（他们的社会经济地位通常较低）的诊断率一直偏低。他们指出，尽管在几个临床护理领域已经发现了对服务不足的患者诊断不足的例子，但预测模型可能会放大这种偏见。此外，转向基于NLP的标注，也是已知的对代表不足人群的偏见，可能会让服务不足群体的诊断不足。

未来，当我们在应用医疗GPT时，也必须思考数据偏颇可能造成的问题。在*Nature Medicine*中，有作者提出了几项建议，通过考虑GPT开发过程中的一些问题来减少诊断不足。例如，他们建议对使用NLP的放射学报告的自动标注进行审核。在医疗GPT开发过程中，数据的质量和代表性是至关重要的。如果数据存在偏颇或不足，那么训练出来的GPT也可能存在偏见或不足，从而影响到其准确性和有效性。因此，在医疗GPT开发过程中，需要对数据进行审核和预处理，以确保数据的质量和代表性。

研究人员还注意到公平性和模型性能之间的权衡。在医疗GPT的应用中，往往需要考虑到不同人群的特点和需求，因此模型的公平性也就变得至关重要了。但是，为了实现公平性，有时候可能需要降低模型在某些亚组上的整体性能，这会带来一定的道德问题。例如，为了确保模型在不同种族或性别的人群中都能够有相同的诊断准确性，研究人员可能需要降低模型在某个特定人群中的准确性，这是否符合道德标准，是我们需要认真思考的问题。

在这个问题中，研究人员提到临床医生的价值观通常会体现在他们对假阴性率和假阳性率的选择上。假阴性率指的是某种疾病被GPT误判为未患有该疾病的比例，而假阳性率则是指GPT误判某人患有某种疾病的比例。临床医生往往更加关注假阴性率和假阳性率的选择，而不是曲线下面积（Area Under the Curve，AUC），因为前者更能反映出GPT对临床决策的影响。其中，AUC是一个常用的评价指标，可以帮助我们评估模型的整体性能。它计算的是模型的受试者操作特征（Receiver Operating Characteristic，ROC）曲线下面积，ROC曲线是以假阳性率为横轴，以真阳性率为纵轴绘制的曲线。AUC越接近1，说明模型的性能越好。但是，AUC并不是在所有情况下都最优的评价指标。

这是什么意思呢？我们可以将其简化为一个二元分类问题。在医疗AI领域，我们往往需要根据一些特征来判断一个人是否患有某种疾病。如果将AI技术看作一个二元分类器，那么假阳性和假阴性就是分类错误的两种情况。在实际应用中，如果AI技术将一个健康人误判为患有某种疾病，那么这个假阳性错误可能会导致该人接受不必要的治疗，甚至可能会对其健康产生不良影响。同样地，如果AI技术将一个患者误判为健康人，那么这个假阴性错误可能会延误该患者的治疗，甚至可能会导致该患者的死亡。

因此，在医疗GPT开发过程中，需要考虑公平性和模型性能之间的权衡。如果为了提高模型的整体性能而将假阳性率和假阴性率都降到最低，那么可能会导致一些人被错误地诊断为患有某种疾病或未患有某种疾病，从而产生不必要的治疗或延误治疗的风险。

总的来说，医疗GPT存在偏见的问题并非完全可以避免，但我们可以通过识别和解决这些问题来减少诊断不足的发生。在医疗GPT开发过程中，我们需要考虑数据集的代表性、模型的可解释性和公平性等问题，并且需要根据特定情况和价值观选择合适的假阳性率和假阴性率，以实现公平和最大限度地减小不良影响。在此基础上，医疗GPT才能够更好地为人类服务，为人类带来更多的好处。

10.2 难以解释的 GPT 黑盒

对人工智能来说，算法黑盒是难以避免的弊病。算法黑盒让人们无法观察到人工智能的算法究竟是如何推导出结果的。这使得医疗 GPT 系统难以向医生和患者解释其推荐或诊断的依据，因而可能会导致医生和患者对其缺乏信任，从而降低医疗 GPT 应用的可接受性和可靠性。如何走出算法黑盒的迷雾，是医疗 GPT 走向未来必然要面临的挑战。

10.2.1 医疗GPT需要可解释性

目前，大部分表现优异的人工智能都用到了深度学习。在传统的机器学习算法中，我们可以通过观察特征的重要性来理解算法是如何做出决策的，但深度学习并不遵循数据输入、特征提取、特征选择、逻辑推理、预测的过程，而是由计算机直接从事物原始特征出发，自动学习和生成高级的认知结果。在人工智能深度学习输入的数据和其输出的答案之间，存在着人们无法洞悉的"隐层"，这就是所谓的黑盒。这里的黑盒并不只意味着不能观察，还意味着即使计算机试图向人们解释，人们也无法理解。

早在1962年，美国的埃鲁尔在其《技术社会》一书中就指出，人们传统上认为的技术由人所发明就必然能够为人所控制的观点是肤浅的、不切实际的。技术的发展通常会脱离人类的控制，即使是技术人员和科学家，也不能够控制其所发明的技术。进入人工智能时代，算法的飞速发展和自我进化已初步验证了埃鲁尔的预言，深度学习更是凸显了算法黑盒现象带来的某种技术屏障。

在某些应用领域，如人脸识别、文字翻译，可解释性并不是关键的要求，只要这些系统的整体性能足够好，即使系统在运行过程中出现错误，也不会造成很大的影响。因此，这些领域对人工智能系统可解释性的要求相对比较低。但是，医疗领域不同，医疗中的许多决策实际上是生死攸关的问题，微小的错误都可能会威胁到患者的生命安全，这时缺乏可解释性就成为人工智能走向临床应用的限制性因素。

因此，越来越多的研究人员将目光投向了人工智能在医疗领域的可解释性，各种解释方法应运而生。目前，可解释人工智能在医学影像处理、疾病诊断、风险预测等方面都取得了不错的成绩。

例如，在利用人工智能处理胸部X线片检测结核病的过程中，Nafisah等研究人员使用了一种称为Grad-CAM（Gradient-weighted Class Activation Mapping）的技术。这种技术可以帮助人们理解神经网络在分类过程中的注意力焦点。通过Grad-CAM，研究人员可以可视化神经网络在X线片上识别病灶的关键区域，这使得临床医生可以更好地理解人工智能是如何做出诊断决策的。

类似地，Thimotco等研究人员在利用人工智能诊断新冠病毒感染的过程中，使用了一种称为SHAP（SHapley Additive exPlanations）的技术。这种技术可以量化不同特征对模型决策的贡献程度，从而帮助人们理解模型的决策过程。通过SHAP，研究人员可以识别出模型在做出诊断决策时所依赖的特征，如个人的年龄、性别、症状等。这可以帮助医生更好地理解人工智能是如何做出决策的，并在需要时进行干预或调整。

Curia等研究人员则利用逻辑回归算法和决策树算法对患宫颈癌的风险进行预测，并通过生成决策树来提高算法的可解释性。决策树可以可视化地展示模型在不同特征上做出决策的过程。在预测个人是否有宫颈癌的过程中，决策树可以展示模型在年龄、体重、家族史等特征上所做出决策的过程。这样就能够帮助医生更好地理解人工智能是如何预测患宫颈癌风险的。

进入GPT时代，医疗GPT同样需要可解释性，人们需要在这方面不断探索。

10.2.2　医疗GPT的可解释性之困

根据获得可解释性的时间，可解释性方法被划分为两类：事前解释和事后解释。尽管可解释人工智能给医学带来了很多好处，但其在医疗应用中也引发了不同以往的伦理挑战。

1. 事前解释之困

事前解释是指可解释性发生在模型训练之前，也指模型本身可解释，即无须事后引入另一个解释模型就可以理解预测模型的决策依据。

事前解释可能会导致的医疗安全问题主要表现在两个方面。

（1）事前解释的人工智能系统预测准确性较低，导致模型自身存在安全隐患。通常，人工智能系统的准确性和可解释性之间存在一定的矛盾：模型的准确性越高，可解释性就越低；相反，模型的准确性越低，可解释性就越高。

具体来看，假设我们要训练一个模型，将动物图片分为狗和猫两类。为了提高模型的准确性，我们可以使用更加复杂的深度学习模型，并对其进行大量的训练。然而，这种深度学习模型往往具有较高的复杂度和较多的参数数量，导致其难以解释其预测结果的原因。当这个模型在给定一张图片时，它可以很准确地预测出这张图片中的动物是狗还是猫。但是，我们无法理解该模型是如何得出这个结论的。我们可能会怀疑这个模型是否会基于某些不合理的特征进行预测，从而影响了其准确性。相反，如果我们使用更简单的模型，如逻辑回归等，虽然这个模型的准确性可能会降低，但我们可以更容易地解释其预测结果的原因。例如，当这个模型预测出一张图片中的动物为狗时，我们可以通过分析其所使用的特征来理解其预测的原因。

因此，这种准确性和可解释性之间的矛盾是存在的。在医疗 AI 领域，如果我们要提高模型的准确性，那么就需要使用更加复杂的模型和算法，这将导致模型的可解释性降低，从而给医疗安全带来风险。

（2）事前解释为对抗攻击提供了有利条件，导致模型自身存在安全隐患。对抗攻击是神经网络模型中常见的攻击方法，它通过输入人类难以察觉的微小扰动，从而使模型进行错误决策，甚至可以根据设计的扰动，输出攻击者想要的分类结果。

研究发现，解释方法可以本能地为对抗样本的生成提供特定区域。对模型的研究者来说，事前可解释性技术有助于有效评估模型决策行为的安全性和可靠性。通过对抗训练，模型的安全性和可靠性能得到有效的提升，从而消除模型实际部署应用中的安全隐患。但是，对模型的攻击者来说，事前可解释性技术却也为攻击者探测原始模型弱点提供了有利条件。在医学影像处理方面，对原始影像添加人眼不可分辨的扰动，会对模型预测准确性产生很大的影响。

2. 事后解释之困

事后解释是指创建专门的解释模型来解释原始模型，即需要事后引入另一个解释模型才可以理解预测模型的决策依据。它往往针对的是复杂度比较高的模型，如深度神经网络。因为可解释性发生在模型训练之后，所以称为事后解释。

对事后解释来说，在疾病预测方面，利用事后可解释性人工智能已经取得了不错的成绩。例如，Rajpurkar 等基于深度学习开发了诊断肺部疾病的医疗预测模型，已达到专家级诊断精度。同时，通过事后解释提取模型特征，为临床医生提供了有效的辅助信息，使医生不再盲目地依赖黑盒。

但与此同时，攻击者也可以利用事后可解释性技术对医疗预测模型进行对抗攻击。一方面，在不改变解释结果的前提下，攻击者可以利用可解释性技术探测模型的漏洞，诱导模型做出错误的医疗决策；另一方面，在不改变模型决策结果的前提下，攻击者可以利用可解释性技术干扰医疗解释过程，诱导解释方法做出错误的医疗解释。

相关研究表明，由于事后解释只是对原始模型的一个间接和近似的解释，攻击者还可以利用二者之间的不一致性设计针对系统的新型对抗样本攻击。在临床治疗中，系统一旦受到对抗攻击算法的干扰，那么提供的解释结果必然会影响医生的诊断过程，而错误的诊断可能会对个人的生命安全产生严重的后果。此外，由于事后解释的近似性，有时医生甚至可能会被误导引发错误的诊断，进而给个人带来致命的危害。例如，有一项研究针对使用深度学习模型进行皮肤癌诊断的应用，攻击者通过对模型的攻击，使其将一张良性病变的图片诊断为恶性病变。而且，这种攻击非常难以察觉，模型的准确性也有所下降。如果医生仅依赖模型的解释结果进行诊断，而没有对个人进行实际的检查和诊断，那么就会导致个人的错误治疗，甚至可能会危及其生命。

因此，在使用事后可解释性技术时，医生和其他临床工作者需要对解释结果进行仔细的检查和分析，以避免由于攻击者的干扰或其他因素导致的误诊或漏诊。同时，开发者也需要加强模型的安全性和可靠性，以降低攻击者的攻击成功率。

从难以解释到可以解释，人工智能的发展在推动医学向前发展的同时也引发了不同的挑战。审视未来的可解释人工智能医疗应用，既要关注可解释性技术发展为人工智能医疗应用带来的有利条件，更需要研究者、管理者等认识到可解释人工智能医疗应用所处的现实困境，为可解释人工智能医疗应用伦理问题的解决提供可行路径，共同推动安全、可靠的可解释人工智能在医疗领域的发展。

医疗 AI 的可解释性之困也是医疗 GPT 的可解释性之困。

10.3 医疗 GPT 隐私攻防战

大数据是人工智能应用的基础。在真实的应用场景中，医疗 GPT 要进行大量的数据积累，包括疾病诊断记录、患者用药效果、患者基因数据、患者家族病史、患者行为数据，甚至社会环境状况数据等。

然而，大数据的应用也产生了隐私权的争议。赞成方认为，为了追求人类整体的福祉，放弃部分隐私权是可以被接受的；但反对方则坚持，个人的隐私权应该受到保护，不是任何企业可以据为己有的。那么，在人工智能学习分析大数据的同时，人们的隐私被侵犯了吗？我们的现行法律能否保障我们在治疗中和治疗后的权益？

10.3.1　医疗数据不安全

2016年，英国NHS宣布与谷歌DeepMind合作，同意提供分别来自伦敦Royal Free、Barnet和Chase Farm 3家医院，总计160万个患者的医疗数据给DeepMind，用来开发一款名为"Streams"的App，其主要功能是针对急性肾损伤的风险警示。

在合作初期，双方都强调合作是出于善意的目的，希望通过数据共享，促进医疗AI技术的发展，提高患者的治疗效果和医疗效率。然而，事件随后引发了巨大争议。首先，160万个患者并未主动同意将其医疗数据分享给DeepMind，这涉及患者隐私权的问题。其次，DeepMind也未能清晰地说明在数据共享后，公司内部如何将这些数据转换为商业应用，这引起了公众对数据垄断和商业化利用的担忧。最终，事件引发了监管部门和公众的广泛关注和质疑，使得DeepMind在该项目中被指控违反了数据保护法规和侵犯了患者隐私权。

在这个事件中，患者隐私权和数据保护成为核心问题。然而，在医疗行业，每天都在产生大量的医疗数据。这些数据是对医疗过程的客观记录，更为重要的是通过对这些客观数据的挖掘，能够辅助医生进行临床决策。

显然，医疗AI技术的发展需要大量的数据支持，但数据的获取和利用也面临着众多的隐私和安全问题。医疗监测是为了理解、干预和恢复人体这个有器官关联的有机体而存在的。而为了得到患者神经、循环、呼吸、消化等生理系统的工作状态，如血压、心率、呼吸频率等反馈信息，而进行的数据采集、存储、传输和处理的行为过程，从社会伦理学角度来看是带有个人隐私性的。

在医疗过程中，患者的隐私主要有：在体检、诊断、治疗、疾病控制、医学研究过程中涉及的个人肌体特征、健康状况、人际接触、遗传基因、病史病历等。而从隐私所有者的角度来说，患者隐私可被分为两类：一类是某个人不愿被暴露的个人信息，这与该特定个人及其是否确认相关，如身份证号、就诊记录等；另一类是某些组织群体不愿被暴露的共同信息，这与该特定群体及其是否确认相关，如某种传染性疾病的分布情况。

然而，今天，随着医疗数据采集、加工和应用，数据泄露时有发生，进而带来患者隐私的泄露。即使匿名处理或对重要字段进行保护，并不能带来个人隐私的安全，通过收集其他信息还是很容易定位到具体的个人。

据《法制日报》2017年9月报道，某部委的医疗信息系统遭到黑客入侵，被泄露的公民信息达7亿多条，8000多万条公民信息被贩卖。2018年，多家医疗机构的计算机系统被勒索病毒攻击。2020年4月，某AI医学影像公司遭黑客入侵，其AI辅助系统和训练数据被窃取，并以4比特币（约合18万元人民币）的价格在暗网上公开出售。这也是国内首家被曝数据泄露的医疗AI公司案例。

10.3.2 如何面对隐私问题?

作为医疗GPT领域的重要挑战之一，隐私问题涉及多方面的利益，如患者权益、医疗机构利益、数据使用者权益等。因此，我们需要更加谨慎地权衡数据的利用和保护，避免数据被滥用或用于不合法目的。

首先，数据共享必须以患者知情同意为前提。在医疗GPT领域，数据是重要的资源，但这并不意味着可以无限制地收集和使用数据。患者的医疗数据是个人隐私的一部分，包括病史、治疗药物、手术记录等。这些数据对患者来说是非常敏感和重要的，直接关系到他们的健康和安全。因此，在医疗GPT领域，必须尊重患者的隐私权，严格保护患者的个人信息和隐私。患者应当拥有其医疗数据的所有权和使用权，数据使用者应该在尊重患者的自主权和知情权的前提下，征得其明确同意，再进行数据共享。这需要建立有效的知情同意机制，加强患者权利保护，避免数据被滥用或泄露。

其次，数据使用者必须保护患者的隐私和数据安全。数据使用者包括医疗机构、科研机构、企业等。他们需要使用患者的数据来开展相关的研究和应用，推动医疗GPT技术的发展。但是，他们也必须遵守相关的法律法规和伦理规范，防止数据被滥用或用于不合法目的。在数据共享的过程中，数据使用者应该采取必要的技术和管理措施，包括数据加密、访问控制、审计和监督等，同时应该建立完善的数据使用和共享规范，加强数据管理和风险控制。

最后，需要建立健全的监管和治理机制，加强数据保护和隐私监管。医疗GPT领域的数据使用和共享需要建立健全的监管和治理机制，加强对数据使用和隐私保护的监管和治理。这需要政府、监管机构、医疗机构和数据使用者共同努力，加强法规和政策的制定和实施，完善数据使用和共享规范，强化数据安全和隐私保护。目前，世界各地已经建立了一系列与隐私和数据保护相关的法规和政策，如欧盟的《通用数据保护条例》（*General Data Protection Regulation，GDPR*）、美国的《健康保险流通与责任法案》（*Health Insurance Portability and Accountability Act，HIPAA*）等。这些法规和政策为个人隐私和数据保护提供了法律保障，规范了数据的收集、存储、处理和使用等方面的操作，同时也对滥用数据和侵犯隐私的行为进行了严格的监管和处罚。在医疗GPT领域，各国也纷纷出台相关的法规和政策。例如，加拿大的《个人健康信息保护法》（*Personal Health Information Protection Act，PHIPA*）规定了医疗机构和医护人员在收集、使用和披露患者信息时的义务和限制，以保护患者的隐私权。

当然，医疗GPT时代下的隐私和数据保护问题是一个复杂和关键的问题，需要多方共同努力解决。只有采取加强技术手段、制定法规和政策、加强管理和监管、提高公众意识和建立全球性的合作机制等多方面的措施，才能真正保护个人的隐私和数据安全，推动医疗GPT的健康发展。

10.4　医疗 GPT 出事谁负责？

随着人工智能在医疗领域的广泛应用，由人工智能引发的侵权案件数量逐年递增。事实上，虽然以GPT为代表的人工智能展现出了前所未有的聪明和魅力，但一个客观的事实是，GPT类似人类的输出和惊人的通用性仍然是优秀技术的结果，GPT也有Bug，GPT也不完美。

其实，我们人类在进行决策时，往往会有一个复杂的仔细斟酌决策的过程，甚至为了达成某个目的而必须放弃某些事物，并为自己的决策负责，尤其在面临两难的问题时。那么，医疗GPT的责任归属问题又该如何处理？万一医疗GPT提供的结果有问题，导致患者受到伤害甚至死亡，谁来负责？是医护人员、医院、医疗GPT负责，还是生产该医疗GPT的厂商负责？又或者，明知医疗GPT提供的结果对患者更有利，却不采用，造成伤害或死亡，是否也有责任问题？

10.4.1 会犯错的GPT

人工智能被引入到医疗领域本身就提高了医疗责任主体认定的复杂度。在传统医疗模式下，如果发生医疗事故，医疗机构和医护人员是责任主体，而将人工智能引入到医疗领域之后，医生和患者之间增加了人工智能和制造商，这就使得医疗责任主体的认定变得更加复杂。而今天，医疗人工智能侵权案件正在涌现。

从1978年日本广岛摩托车厂的工作机器人伤人到1989年机器人电流致苏联象棋冠军死亡，再到近年来频发的自动驾驶汽车事故，人工智能侵权案件的数量正在增加。英国仅在2005年一年之中发生的机器人致害事故就多达77起。

而医疗人工智能侵权也随着医疗人工智能的临床化呈现出上升的趋势。2002年，美国佛罗里达州的一个患者在使用达芬奇手术机器人进行肾脏手术的过程中因主动脉意外被割破而死亡。美国的外科手术机器人在2000年至2013年间，至少造成1391起致害事件，并导致144人死亡。

在国内，将达芬奇手术机器人作为研究对象，在中国裁判文书网中以"医疗""达芬奇""侵权"作为关键词展开检索，时间跨度设置为2017年至2020年，共计检索到民事判决书37份，案件数量随年份变化逐年递增。鉴于医疗人工智能侵权案件本身复杂难断，较多案件未成讼，庭下调解居多，加之文书上网的覆盖范围不尽全面，医疗人工智能侵权案件的数量实则更多。

可以看到，尽管人工智能给医疗领域带来了许多好处，但它也有可能带来风险和不良后果。

从技术层面来看，GPT技术本身存在缺陷和漏洞，这是GPT侵权案件频繁发生的主要原因之一。例如，火遍全球的ChatGPT最被诟病的一点就是准确性的问题，其次就是在编写程序时会存在一定的漏洞。不论是上一代的GPT-3还是现在的ChatGPT，都会犯一些可笑的错误，这也是这一类方法难以避免的弊端。

因为ChatGPT本质上只是通过概率最大化不断生成数据而已，而不是通过逻辑推理来生成回复：ChatGPT的训练使用了前所未有的庞大数据，并通过深度神经网络、自监督学习、强化学习和提示学习等人工智能模型进行训练。在大数据、大模型和大算力的工程性结合下，ChatGPT才能够展现出统计关联能力，可洞悉海量数据中单词与单词、句子与句子等之间的关联性，体现语言对话的能力。正是因为ChatGPT是以"共生则关联"为标准对模型训练的，才会导致虚假关联和东拼西凑的合成结果。许多可笑的错误就是缺乏常识下对数据进行机械式硬匹配所致的。

也就是说，ChatGPT虽然能够通过所挖掘的单词之间的关联统计关系合成语言答案，但却不能够判断答案中内容的可信度，而由此而导致的错误答案一经应用，就会产生危害，包括引发偏见，传播与事实不符、冒犯性或存在伦理风险的毒性信息等。例如，在生命科学领域，如果没有进行足够的语料"喂食"，那么ChatGPT可能无法生成适当的回答，甚至会出现胡编乱造的情况，而生命科学领域对信息的准确、逻辑的严谨都有更高的要求。因此，如果想在生命科学领域用到ChatGPT，还需要在模型中有针对性地处理更多的科学内容、公开数据源、专业的知识，并且投入人力训练与运维，才能让产出的内容不仅通顺，而且正确。

除GPT技术本身存在缺陷和漏洞外，GPT技术的应用过程中也可能存在不可预测的因素。在GPT系统中，诸多算法和模型都是通过机器学习技术得到的，这些算法和模型可能会受到许多因素的影响，如数据的质量和数量、训练算法的选择、模型的参数等。这些因素都可能导致GPT系统在实际应用中出现不可预测的错误或行为。在医疗领域，GPT可能在诊断、治疗等方面出现不当或错误，导致个人的健康受到损害。

最后，由于GPT技术的复杂性和高度自动化，人类在操作和监督过程中可能会失去对其的控制。例如，在自动驾驶汽车领域，由于车辆的高度自动化，司机可能失去对车辆的控制，导致交通事故的发生。类似的问题也可能出现在医疗领域。例如，在使用达芬奇手术机器人进行手术时，外科医生可能会过度依赖机器人的自动化操作，从而导致手术的不当或错误。

10.4.2　谁来监管医疗GPT？

由于人工智能技术在医疗领域的应用通常需要严格的监管和规范，因此缺乏有效的监管和规范也是导致人工智能侵权案件频繁发生的原因之一。在许多国家和地区，人工智能技术在医疗领域的应用都缺乏明确的法规和政策支持，导致人工智能技术的开发和应用缺乏有效的监管和规范，从而增加了人工智能侵权案件发生的可能性。在这种背景下，很多医生对人工智能技术的应用持保留态度，因为他们认为使用人工智能技术可能会产生法律责任上的问题，无法确定责任的归属。这也是过去临床决策中医生不愿意使用人工智能技术的主要原因之一。

但放眼未来，不难发现，人类仍然拥有最高的决策权。不论是在医疗领域，还是在其他领域，GPT只是一种辅助工具，其最终的决策权还是掌握在人类手中。因此，人类必须承担起责任，确保GPT技术的合理、安全和有效的使用。并且，在GPT技术的应用中，有获利的一方，包括厂商和医院等，他们也应该承担起连带责任。这就需要更明确的法律法规和公正的第三方监管制度，以确保GPT技术的开发和应用符合法律法规和道德标准，从而降低GPT侵权案件发生的可能性。

要实现这个目标，还需要在政策制定、法律法规、技术标准和监管机制等方面采取一系列措施。

首先，加强相关法规和政策的制定。各国政府应当制定相关的法规和政策，明确GPT技术在医疗领域的使用范围、安全标准、监管机制等方面的规定。同时，应当建立起完备的监管体系，确保GPT技术的应用符合法律法规和道德标准。

其次，加强对GPT技术的标准化。应当建立起严格的GPT技术标准化体系，规范GPT技术的研发和应用，确保GPT技术在医疗领域的应用符合技术标准和质量标准。同时，应当强化对GPT技术的质量控制，防止GPT技术出现故障或错误。

再次，加强对GPT技术的使用培训和监管。医疗机构和医生应当接受GPT技术的使用培训，熟悉GPT技术的使用方法和注意事项，防止不当使用导致医疗事故或侵犯患者权益。同时，应当建立起完善的GPT技术使用监管机制，确保GPT技术的应用过程中得到有效的监督和管理。

最后，加强对GPT技术的风险评估和应急准备。在GPT技术的应用过程中，应当加强对风险的评估，制定相关的应急预案，确保在出现问题时能够及时、有效地应对。同时，应当建立起举报机制，鼓励医疗从业人员和患者对不当使用GPT技术的情况进行举报，以保障患者权益。

总的来说，GPT技术在医疗领域的应用具有很大的潜力和价值，但目前仍然缺乏有效的监管和规范，容易导致医疗事故和患者权益受到侵害。因此，需要在政策制定、法律法规、技术标准和监管机制等方面采取一系列措施，加强对GPT技术在医疗领域应用的监管和规范，以确保GPT技术的应用符合法律法规和道德标准，保障医疗安全和患者权益。同时，医疗机构和医生也应该认识到自身的责任和义务，积极参与到GPT技术的监管和规范工作中，确保GPT技术在医疗领域的应用达到更好的效果和效益。

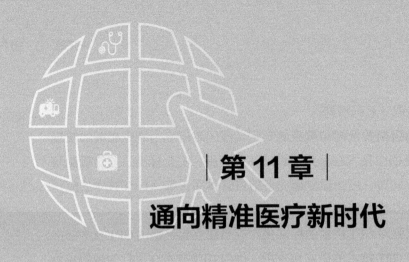

| 第 11 章 |
通向精准医疗新时代

11.1 进入个性化的治未病时代

"治未病"作为中医的一个重要概念，强调人们在健康状态下应该积极预防疾病的发生，通过调节身体的阴阳平衡和气血流通，达到强身健体、延年益寿的目的。在现代医学中，治未病也被视为一种重要的健康管理方式，它强调了预防性医学的重要性，通过加强健康教育、改善生活习惯、定期体检等措施，提高人们的健康素养，降低疾病发生的风险。在医疗 GPT 的帮助下，当前，人们进入了个性化的治未病的大健康时代。

11.1.1 什么是治未病？

"治未病"一词，首见于《黄帝内经》："圣人不治已病治未病，不治已乱治未乱，此之谓也。夫病已成而后药之，乱已成而后治之，譬犹渴而穿井，斗而铸锥，不亦晚乎！"意思是：高明的医生不仅要知晓治已病之术，而且要通晓治未病之法，如同治国不仅要治既成动乱，更要在未乱的时候加强治理。如果已经病了而后用药，已经动乱了才来治理，就好比口渴时才想到挖井取水，打仗时才想到制造武器，不是已经晚了吗？

《黄帝内经》是中国最早的医学典籍，距离今天已有两千余年。可见，治未病的概念自古有之，且在提出之后受到历代医家的推崇。治未病的理论经过历代医家的发展，其内涵可以概括为：未病养生，防病于先；欲病救萌，防微杜渐；已病早治，防其传变；瘥后调摄，防其复发。总的来说，治未病的理论主要就是倡导一种以预防为主的思想和理念。

反观现代，世界卫生组织进行的全球调查显示：目前，全世界疾病人群占20%，亚健康人群占75%，健康人群仅为5%。可见，今天的人们长期处于亚健康状态，与疾病仅有一步之遥。正因如此，在今天，积极发扬治未病这一观念才显得尤其重要。

人类的身体是非常复杂和脆弱的，我们生活在一个充满各种潜在风险和威胁的环境中。生活中的不良习惯、环境污染、饮食不当、情绪不稳定等都会对我们的健康产生负面影响。而如果我们不能及时地采取措施进行治疗，那么疾病就有可能迅速扩散并危及生命。因此，治未病不仅可以提高我们的身体免疫力，降低患病风险，还可以保障我们的身体健康，提高生命质量。

11.1.2　医疗GPT在治未病方面的作为

医疗GPT作为一种新兴技术，可以在精确和个性化的水平上支持实现精准的治未病。这主要体现在以下几个方面。

首先，医疗GPT可以根据用户提供的个人健康数据和病史，结合医学知识和统计模型，生成个性化的健康评估报告——报告包括个人的健康风险评估、患病风险的预测、特定疾病的早期筛查建议等。在这个过程中，基于人工智能算法和大数据分析，医疗GPT可以对海量的医学文献和临床数据进行学习和分析，从而为人们提供更准确和更可靠的个性化健康评估服务，并根据个人健康评估结果生成相应的预防措施和干预建议，如调整饮食、增加运动量、保持良好的心理状态等。

其次，医疗GPT可以与各种可穿戴设备结合，实现个性化的健康监测和提醒功能。通过与我们的健康设备（如智能手表、健康监测器等）

进行数据交互，医疗 GPT 可以监测我们的生理参数、运动情况、睡眠质量等，并生成相应的分析报告。同时，医疗 GPT 还可以根据用户的个人健康目标和需求，生成个性化的健康提醒和行动计划，帮助我们保持良好的生活习惯，及时采取预防措施，降低疾病风险。

最后，医疗 GPT 可以通过在线咨询平台或移动应用程序，提供远程健康咨询和随访服务。我们可以随时随地与医疗 GPT 进行交流，咨询有关疾病预防、生活方式改变等方面的问题。医疗 GPT 也可以根据我们提供的信息和症状，生成初步的医学建议，并根据病情的变化进行随访和调整，以及提供个性化的定期体检和筛查指导。这种远程咨询和随访的方式可以提高健康服务的便利性和时效性，让我们更容易获得医学专业知识和指导。

可以看到，通过结合人工智能技术和医学知识，医疗 GPT 能够为个人提供精准的健康管理服务，引导人们积极预防疾病，提高健康素养，延缓疾病的发生和进展，从而实现治未病的目标。

11.1.3　治未病的未来

虽然近百年来，医学手段已经有了飞速的发展，但在今天，许多人依然是在自身能够明显觉察到身体不舒服时才会选择到医院就诊。其实，这背后是人们对医疗还没有建立准确的认识，或者更准确地说，是人们还没有形成健康管理的意识。当然，这种意识的背后需要借助人工智能与可穿戴设备产业的发展，以及基于技术发展下人们对医疗观念的改变。

例如，对于女性中的乳腺癌患者，通常都是发展到后期，明显觉察出自身身体不适后才到医院就医，此时诊断的结果可想而知，已错过了最佳治疗时机，治疗成本与治疗难度大幅上升。而未来，借助人工智能和可穿戴设备，通过在女性内衣中植入相关的传感器来监测女性乳房的变化指标，一旦出现有乳腺癌的趋势时，及时提醒用户到医院进行诊断、调理、治疗。这对女性而言是一种超越所谓"刚需、痛点"之上的需求。

又如，通常我们成人对心脏的感知是在出现心绞痛或心率严重不齐时，平时我们是觉察不到心率变化的，尤其是在夜间深度睡眠状态下，我们更是无法感知心率的状况，因此很多心脏病引发的死亡都在睡眠中发生。而基于与医院后台大数据连接的可穿戴设备，我们就可以随时随地监护我们的心率。当我们的心率发生异常变化时，通过科学的医疗标准，人工智能系统通过可穿戴设备就能自动识别、评定、诊断我们的病情属于轻微还是重度，甚至会预判趋势。

因为人的生命体态特征的变化，在医学领域往往都会出现前兆特征，而人工智能结合可穿戴设备就能监测到人体的这些前兆特征，并基于医院的大数据系统做出诊断。用户在深度睡眠的过程中，如果心率出现了心脏病的前兆，那么可穿戴设备就会自动叫醒用户，或者自动连接至医院进行急救报警。

人工智能结合健康，带我们进入的正是这样一个治未病的时代，而这种治未病还是个性化和精准化的。

想象一下，未来的某一天，你醒来发现自己不舒服，头疼、乏力、咳嗽。你拿起手机，打开了家庭医疗GPT，系统提示你进行一系列健康数据的采集和输入，包括身高、体重、血压、血糖等生理指标，还有你的睡眠、饮食、运动等行为习惯。通过对这些数据的分析和比对，系统判断出你的身体出现了一些问题，可能是感冒或是其他病毒性感染引起的，并自动提供了一份治疗方案，包括药物治疗、饮食建议、运动锻炼等方面的内容，同时提示你可以在附近的智能药店取药。你走到附近的智能药店，通过人脸识别和身份验证，系统自动提供了你的处方，智能药柜也自动分配了你需要的药物和剂量。此外，智能药柜还提供了一份用药建议，包括用药时间、饮食注意事项等方面的内容。几天后，你感觉身体好了很多，但是还没有完全恢复。你再次打开家庭医疗GPT，输入你最近几天的健康数据。系统发现你的血压和心率有些异常，提示你可能存在心血管疾病风险。系统自动推荐了一些检查项目，包括心电图、血脂检查等，还提供了附近的医院和检查预约服务。你在医院进行了相关检查，医生告诉你的确存在一些心血管疾病风险，但是发现得比较早，通过药物治疗和生活方式的调整可以有效控制。医生还建议你每周定期进行健康监测，使用家庭医疗GPT进行健康管理和风险预测。

这就是医疗GPT治未病的场景，未来的健康管理将越来越个性化、便捷和智能化。通过分析个人数据和医疗数据，人工智能可以快速诊断和预测疾病，提供个性化的健康管理方案和预防措施。通过智能医疗咨询和检查预约服务，人工智能可以帮助人们更加方便地获得医疗服务和健康管理服务。未来，人工智能将成为健康管理的重要组成部分，帮助人们更好地预防疾病和管理健康。

11.2 向精准医疗进发

随着GPT与医疗的深度融合，除个性化的治未病之外，另一个必然的趋势就是医疗的升级。借助医学研究的深入，以及监测技术的精密化，推动医疗向精准医疗发展。

11.2.1 精准医疗成为现实

传统医学鲜少考量不同个体间的差异。而GPT时代下的精准医疗则是一种将个人基因、环境与生活习惯差异考虑在内的疾病治疗的新兴方法，是以个性化医疗为基础、随着基因组测序技术快速进步及生物信息与大数据科学的交叉应用而发展起来的新型医学概念与治疗方式。简而言之，精准医疗就是结合一个人的基因、生理、环境、行为等大数据，实现个性化医疗的理想。

精准医疗的重点不在"医疗"，而在"精准"。精准医疗的本质是通过基因组、蛋白质组等组学技术和医学前沿技术，对大样本人群与特定疾病类型进行生物标志物的分析与鉴定、验证与应用，从而精确寻找到疾病的原因和治疗的靶点，并对一种疾病的不同状态和过程进行精确分类，最终实现对疾病和特定患者进行个性化精准医疗的目的，提高疾病诊治与预防的效益。

2015年，美国前总统奥巴马在国情咨文演讲中提出，要以2.15亿美元推动"精准医学计划"，并宣称"提供人们一个有史以来最可能出现医疗突破的机会"。随后，英国也宣布发起"精准医学跃进"（Precision Medicine Catapult）政策。我国在2016年启动的"十三五"规划，更是将精准医疗列入重点产业范畴。

精准医疗预示着医疗服务领域的范式转变。精准医疗的意义在于，它可以更准确地诊断疾病，更精确地选择治疗方案，提高治疗效果，减少不必要的治疗，降低医疗成本和风险。随着人口老龄化程度的加深和慢性疾病患者的不断增加，精准医疗的需求也将越来越大。

当然，精准医疗的实现离不开大量的医疗数据和人工智能技术的支持。究其原因，是由于想要把疾病风险及治疗方法精准化，往往离不开四大指标：一是基因型指标，包括性别、致癌基因、DNA修复基因、抑癌基因、上位基因、修饰基因、免疫基因组（TCR/BCR）等；二是表现型指标，包括年龄、血液检验、体重指数（Body Mass Index，BMI）、健康存折、电子病历、家族病史、自律神经、人格特质、情绪等；三是暴露型指标，包括空气PM2.5、噪声、光线、化学物质、气温、气压、湿度、背景辐射值、磁场、压力等；四是行为型指标，包括运动、作息、工作形态、饮食、药物、家庭生活、社交活动等。面向这四大指标收集到的数据，资料越多、越完整，对个人罹患疾病风险的预测及对疾病的治疗，就会更加精准。英国诺丁汉大学的研究团队曾运用美国心脏协会（American Heart Association，AHA）的资料，以年龄、血压、胆固醇与体重等因素作为基础，加上个人其他的生理数据，预测心脏病发作状况，结果显示，预测结果的准确率比起医生诊断要高出7.6%，误报概率也减小1.6%。

事实上，精准医疗所需的资料，不论是数量还是复杂度，都要求相当高：光是基因型指标就有三万多种；暴露型指标中，光是过敏原一项定义，就有超过一万七千种类型；同时，个人的疾病史、用药与检验纪录等资料收集不易。即使资料到位了，医护人员也没有足够时间及资源处理和分析这些巨量资料。而 GPT 因其具有强大的运算、分析能力便能发挥所长，通过分析这几百万种的变量，可以进行准确的疾病预测、早期监测和建议等，从而生成个性化的医疗方案。

11.2.2　从精准诊断开始

精准的疾病诊断是实现精准医疗的基础。GPT 作为一种强大的自然语言处理和语言生成工具，为医生在疾病诊断方面提供了有力的帮助，包括基于症状描述的辅助诊断、辅助影像学诊断及数据驱动的精准诊断。显然，GPT 在精准的疾病诊断中扮演着重要角色。

首先，通过处理大量的临床数据和医学文献，GPT 可以从患者提供的症状描述中提取关键信息，帮助医生进行辅助诊断。例如，患者通过语言描述症状，而 GPT 可以根据已有的临床数据和知识库，生成可能的疾病列表供医生参考。这样的辅助诊断可以提供更全面的疾病候选列表，为医生提供更多的线索，加快精准诊断的过程。

其次，在 GPT 辅助影像学诊断方面，GPT 可以识别和定位病理标志物。以肿瘤的识别和分级为例，肿瘤的识别和分级是病理学中重要的任务，通过处理大量的病理学图像数据，GPT 就可以学习肿瘤的形态特征、细胞结构等信息，并帮助医生进行肿瘤的识别和分级。在疾病标志物检测方面，GPT 可以通过分析病理学图像和医学影像，帮助检测和识别疾病标志物，从而提供更精准的诊断和预后评估。例如，在神经影像学中，GPT 可以识别脑部影像中的异常结构和特征，帮助医生进行疾病的早期诊断和监测。

最后，GPT 最强大的地方还是其对大规模临床数据的处理和分析能力。通过处理基因组数据、临床数据等信息，GPT 可以帮助实现个性化的精准诊断。基于基因组数据的分析，GPT 可以帮助医生预测个人的疾病风险、药物反应等，从而为个人提供个性化的诊断和治疗建议。例如，在肿瘤诊断中，通过对个人的肿瘤组织进行基因组学分析，可以确定个人是否存在特定的突变，并帮助选择有针对性的治疗方法。此外，GPT还可以分析临床数据，包括个人的病历、生理参数等信息，识别疾病的发展模式和关键指标，帮助医生进行疾病预测和早期诊断。例如，通过对心脏病患者的临床数据进行分析，可以建立心脏病发作的风险预测模型，帮助医生采取相应的干预措施。通过数据驱动的精准诊断，医生可以更好地理解患者的疾病特征，为患者提供更准确和个性化的治疗方案。

11.2.3　GPT如何用于精准医疗？

GPT在个性化医疗中发挥着重要的作用，通过分析大量的生物学数据和医学知识，GPT能够为医生提供决策支持和治疗建议，实现更精准的治疗效果。

首先，GPT可以进行个性化的药物研发，并提供个性化的药物推荐和剂量调整。在个性化的药物研发方面，通过对大量药物分子的学习，GPT可以生成新的药物分子，并预测其性质和活性，为药物研发提供新的候选化合物；GPT可以分析药物分子与靶点之间的相互作用模式，预测药物与特定靶点的亲和力和活性，这有助于筛选出与特定疾病相关的潜在药物靶点，并加速药物研发的过程；GPT还可以通过分析药物分子的结构和相关性质，预测药物的副作用和安全性风险。GPT还可以利用基因组数据、药物代谢信息等，提供个性化的药物推荐和剂量调整。通过分析患者的基因组数据，GPT可以识别与药物代谢和反应相关的基因变异，并根据这些信息预测患者对特定药物的反应。这有助于医生选择最适合患者的药物和剂量，提高治疗效果。GPT还可以分析患者的基因组数据和药物特征，预测患者对某种药物的耐受性和可能的副作用风险。这有助于医生在治疗过程中更加关注药物的安全性和治疗效果。

其次，GPT与知识图谱的结合，为医生制定更精准的治疗方案提供新的可能性。一方面，GPT能基于临床指南的治疗建议生成个性化的治疗建议。临床指南是医学界对特定疾病治疗的权威指导，它基于大量的研究证据和专家共识，为医生提供了治疗的标准和建议。临床指南往往以通用的形式呈现，但在实际治疗中患者的疾病特征和个体差异需要考虑在内。GPT则可以利用知识图谱中的临床指南和患者的临床特征，生成个性化的治疗建议。未来，医生将患者的病情数据输入到GPT系统中，系统就会根据患者的临床特征和疾病情况，结合知识图谱中的临床指南进行分析。GPT系统会考虑患者的年龄、性别、基因型、病情严重程度等因素，生成适用于该患者的个性化的治疗建议。这样，医生可以更好地了解患者的治疗选项，并基于权威的指南为患者制定最佳的治疗方案。另一方面，GPT可以帮助医生分析大量的医学文献，并从中提取有用的知识和关联关系。医学文献是医学研究和临床实践的重要信息来源，然而，由于文献数量庞大且不断增长，医生无法将所有的文献信息都及时了解到并进行应用。通过将大量的医学文献数据输入到GPT系统中，系统可以学习和理解其中的文本信息，包括疾病的病理机制、治疗方法和药物特性等。系统可以识别出文献中的重要概念、关键词和知识点，并将其整合到知识图谱中。这样，医生可以通过查询知识图谱获取最新的研究进展和治疗方案，从而支持个性化的治疗决策。假设一名医生在治疗某种罕见疾病的过程中遇到了困难，他可以将患者的病情信息输入到GPT系统中，并让系统分析相关的医学文献。系统会提取出与该疾病相关的最新研究成果和治疗经验，并将其整合到知识图谱中。医生可以通过查询知识图谱获取这些信息，从而得到更全面和准确的治疗建议，提供更精准的治疗方案。

总的来说，通过GPT技术的应用，精准医疗可以更好地满足患者的个性化需求，提供更有效和安全的治疗方案。医生也可以根据GPT系统提供的个性化建议，做出更明智的决策，改善患者的治疗体验和疗效。随着GPT技术的不断发展和应用，精准医疗拥有更加广阔的前景。

11.3 联手 GPT 抗癌

未来，精准医疗最为典型的应用场景就将发生在癌症治疗领域。

世界卫生组织国际癌症研究机构（International Agency for Research on Cancer，IARC）发布的最新数据显示，每年全球癌症死亡病例高达996万例。作为对人类健康造成最大威胁的疾病之一，直到今天，癌症都是各国科学家们的重点研究方向。

人类与癌症的斗争历史非常漫长，即便是现在，癌症依然是一类让我们感到畏惧的疾病——癌症在基因水平上千变万化，而人们用于治疗的药物和手段还非常有限。不过，随着医学科学的进步，越来越多的治疗方式不断涌现，为癌症患者提供了新的治疗途径。今天，GPT的诞生给攻克癌症又带来了新希望。

11.3.1　癌症治疗需要个性化

过去，癌症的治疗往往就是碰运气。尽管当前现代医学已经在癌症治疗方面取得了诸多进展，但医生在面对具体的患者时，做出诊断和治疗所能依据的信息依然非常有限。接受治疗的患者甚至只能祈求保佑，因为没有人知道这些疗法对他们是有用还是有害。

事实是，癌症治疗常常面临失败，这是因为不同的个人具有不同的遗传背景。尽管当前人们对癌症的病因尚未完全了解，但从分子生物学的角度来说，癌变意味着由一连串DNA受损而引发的细胞分裂速率失控。当调控细胞生长的基因发生突变或损坏时，细胞便开始了持续的、不受控制的生长及分裂。

对不同患者来说，个人基因组的不同也对病情的进展有着不同的影响。2016年，Ian F. Tannock和John A. Hickman在《新英格兰医学杂志》（*The New England Journal of Medicine*，NEJM）撰文指出，即使在单个肿瘤中，癌细胞的基因组成在不同区域之间也存在显著差异，这就是困扰科学家们的肿瘤异质性。

肿瘤异质性是指肿瘤在生长过程中，经过多次分裂增殖，其子细胞呈现出分子生物学或基因方面的改变，从而使肿瘤的生长速度、侵袭能力、对药物的敏感性及预后等各方面产生差异。也就是说，即使是同一个癌症患者，肿瘤细胞也会根据处于身体的不同位置而发生变化，甚至同一个肿瘤内的肿瘤细胞也有细微甚至显著不同。这除导致癌症患者整体预后的巨大差别外，还导致每个患者对相同的治疗手段应答的不同。同一种治疗手段，用在这个人身上恰到好处，用在另一个人身上就可能是无效的甚至是有害的。即便是用在同一个人身上，使用的时间和顺序不一样，结果也可能完全相反。这就是临床上看到的对同一个治疗方案应答难以预测的原因。例如，对乳腺癌患者来说，HER2基因的突变会导致HER2在15%～30%的浸润性乳腺癌中过度表达。乳腺癌细胞的HER2蛋白可增加40～100倍，导致细胞表面表达约200万个受体。

因此，癌症才被认为是一类个性化的疾病。迄今为止，全世界主流医学对癌症的临床治疗模式，主要是由试验主导的，一种方法不行就换另外一种。而在个性化癌症治疗中，医生可以根据每个患者癌症类型具备的特性，给出相应的治疗措施。例如，对结肠癌患者治疗时，常常要使用一种针对生长因子受体的特定抗体。尽管这种昂贵的疗法延长了患者的生命，并使一些患者感觉好转，但该疗法发挥效力的前提是，患者体内的K-ras基因不能发生突变。因此，医生在为患者开药之前要检查K-ras基因的突变状况，给适合的患者开药，而不给不适合的患者开药，从而节省他们的花销。

11.3.2　基于基因差异的个性化治疗

个性化治疗开拓了癌症治疗的无限前景。个性化癌症治疗的理论基础是，每个人的基因都有差异，而且引发癌症的基因也是千差万别的，即便是同一种癌症，每个人的致癌基因都会不同。因此，想要实现个性化治疗，还需要从患者的基因下手。例如，对患者进行基因测序，以确定数千种可能的基因突变中的致癌基因，然后研发可以靶向致癌基因的药物。

在诊断层面，典型的应用场景是肿瘤分子标志物检测，也被称为伴随诊断，利用基因测序技术为患者进行针对某种特定癌症的所有现存药物的基因突变检测，依据检测结果为其量身定制用药方案。此外，无创肿瘤基因检测也是重要应用领域之一，利用新一代高通量DNA测序技术，仅需要采取几毫升静脉血，即可发现血浆中微小的游离DNA变化，结合生物信息与数据分析技术，能够实现对肿瘤的早期诊断和个性化治疗。相比于常规的医学影像和有创诊断检测方法，无创肿瘤基因检测具备早发现、灵敏度高、无创无痛苦等优点。

在治疗层面，靶向治疗和细胞免疫治疗成为目前癌症治疗的前沿应用方向。对靶向治疗来说，不同种类癌症有其特定适应性的靶向治疗药物，如用于治疗慢性粒细胞白血病和胃肠道间质肿瘤的格列卫、以表皮生长因子受体（Epidermal Growth Factor Receptor，EGFR）为靶点的用于治疗非小细胞肺癌的易瑞沙等小分子药物、用于治疗HER2阳性乳腺癌的赫赛汀、以EGFR为靶点的用于治疗结肠癌和非小细胞肺癌的爱必妥等单克隆抗体药物。对肿瘤细胞免疫治疗来说，主要有非特异性免疫刺激、免疫检查点阻断、肿瘤疫苗、过继性免疫细胞治疗等多种治疗方法。

尽管当前在诊断和治疗层面都提出了个性化的癌症治疗方法，但需要指出的是，这样的癌症治疗依然是一种不够精准的大众化治疗，而非个性化治疗。临床实践也表明，仅仅依靠识别基因测序来指导个性化治疗，结果并不乐观。个性化治疗只能让5%～10%的患者受益，他们中的大多数人最终会发展为耐药性肿瘤。并且，在现实中，医生显然不可能对每个癌症患者都设计和研发不同的药物，因为没有谁负担得起这样的研发经费和药价。

现实的做法是，对一类癌症进行不同亚型的分类。例如，肺癌主要分为两种类型：小细胞肺癌（Small Cell Lung Carcinoma，SCLC）和非小细胞肺癌（Non-Small Cell Lung Carcinoma，NSCLC）。大多数肺癌是非小细胞肺癌，其本身又细分为3类：鳞状细胞癌、腺癌和大细胞癌。因此，针对肺癌的药物研发和临床使用细分也只是这几类。

哥伦比亚大学的一项研究结果就证明，癌症需要分类，但并非千人千面，而是可以确定为一定的类型，即所有癌症可分为112种亚型，而且由24种独特而关联度较高的主要模块（主调节蛋白）控制。这样一来，就可以研发靶向主调节蛋白的新药物，治疗更多的同类癌症患者。

因此，如何真正针对癌症患者进行个性化的癌症精准医疗，依然是科学家们在努力的方向，而 GPT 的出现给了这一方向一个更清晰明确的答案。

11.3.3　GPT帮助癌症精准医疗

GPT 在癌症预测、癌症诊断和癌症个性化治疗方面均有极大的应用潜力。

1. 癌症预测

癌症预测是指通过分析个人的遗传信息、生活习惯、环境暴露等因素，评估个人患癌症的风险。其中，遗传因素在癌症的发展中起着重要作用。GPT 可以分析大量的遗传数据，包括基因组测序数据和单核苷酸多态性（Single Nucleotide Polymorphism，SNP）数据，识别与癌症相关的基因突变，并预测个人患癌症的风险。例如，针对乳腺癌，GPT 可以分析乳腺癌相关基因1（BReast CAncer-related gene1，BRCA1）和 BRCA2 等基因的突变情况，并评估个人患乳腺癌的风险。这有助于制定个性化的癌症预防策略，如早期筛查、定期检测及遗传咨询。

此外，早期癌症的诊断可以提高治疗成功率和生存率。GPT 通过学习海量的临床数据和医学影像数据，能够辅助医生早期发现癌症的迹象，提高癌症的检出率和准确性。

GPT 不仅可以预测个人患癌症的风险，还可以对癌症患者进行风险评估。通过分析患者的基因信息、病理学特征、治疗反应等数据，GPT 能够预测患者的生存期、癌症复发的概率及治疗效果等。

2. 癌症诊断

癌症诊断是指通过分析个人的临床表现、医学影像、病理学检查等信息，确定个人是否患有癌症及癌症的类型、分期和定位等。

　　医学影像在癌症诊断中起着至关重要的作用。而GPT可以分析各种医学影像数据，辅助医生快速准确地判断肿瘤的类型、位置和大小。通过学习大量的医学影像数据，GPT可以识别特定的影像模式，并提供定量化的分析结果，帮助指导手术操作、放疗方案的制定及癌症的预后评估。此外，在癌症诊断过程中需要处理大量的临床数据和病理学报告。GPT可以分析和解读这些数据，帮助医生快速诊断癌症。例如，GPT可以解读病理学报告，确定组织标本中的异常细胞类型和分级，辅助医生做出诊断和治疗决策。GPT还可以从海量的医学文献中提取相关信息，帮助医生制定更为精准的诊断方案。

　　和过去的人工智能诊断不同，GPT的优势在于可以处理多种数据类型的融合，如临床表现、遗传数据、医学影像和病理学检查等。因此，通过综合分析这些多模态数据，GPT可以提供更全面和更准确的癌症诊断结果。例如，结合基因组测序数据和医学影像数据，GPT可以帮助医生判断癌症的分子亚型和个性化的治疗靶点，从而指导个性化的治疗方案的选择。

3. 癌症个性化治疗

　　相比于当前基于基因差异的个性化治疗，GPT在癌症个性化治疗方面展现了更多的优势。

　　首先，GPT在癌症个性化治疗方面具有大规模数据处理能力。癌症治疗涉及大量的数据，包括患者的基因组数据、临床特征、病理学资料、医学影像数据等。GPT可以处理和整合这些多种类型的数据，将它们从不同来源和格式中提取出来，并进行深入的分析。通过大规模数据的分析，GPT能够识别癌症患者的特征和模式。例如，通过分析基因组数据和临床特征，GPT可以发现不同基因型与药物敏感性之间的关联，从而预测某种药物对患者的疗效。此外，GPT还可以分析患者的生存数据、复发风险等，为预测癌症进展和制定个性化的治疗方案提供支持。这种模式识别和预测能力有助于提高治疗效果，并帮助医生在早期就做出正确的治疗决策。GPT还可以从大量的医学文献、研究报告和临床指南中提取知识和信息。这些数据庞大且分散，传统的人工阅读和归纳需要耗费大量的时间和精力，而 GPT 可以快速而准确地抽取关键信息，并从中总结和归纳出关于癌症治疗的最新进展、治疗方案和疗效等知识。可以说，通过大规模数据处理能力，GPT 为癌症个性化治疗带来了更准确、更全面和更及时的信息支持。

其次，GPT 在癌症个性化治疗方面具有强大的学习能力和知识更新的特点。要知道，癌症治疗是一个研究和临床实践不断演进，新的治疗方法、药物和技术不断涌现的领域。传统的医学知识更新和培训需要时间和资源，而 GPT 作为一种自学习的模型，可以快速吸纳并消化最新的研究成果。通过持续的训练和更新，GPT 能够汇总最新的医学文献数据、临床试验结果、研究成果和专家共识，为医生和患者提供最新的治疗指南和决策支持，为癌症个性化治疗提供更全面的支持。

最后，GPT 在癌症个性化治疗方面的另一个重要优势是能够降低人为主观因素的影响。人类医生在制定治疗方案时可能受到主观意识、经验和偏见的影响。不同医生可能会对同一患者提出不同的治疗建议。而 GPT 作为一种基于算法和数据的模型，具有客观性和一致性的特点。它能够基于大量的数据和准则进行分析，为每个患者提供相对一致和客观的个性化治疗建议，降低了人为主观因素的影响。并且，人类医生在做出治疗决策时可能受到认知偏差的影响，如注意偏差、确认偏差等。而 GPT 作为一种基于算法的模型，不受这些认知偏差的影响。它能够从大量数据中提取关键信息，进行全面的分析和推理，降低了主观认知偏差对癌症个性化治疗决策的影响。

可以说，GPT 作为一种强大的语言模型，在癌症精准医疗中发挥着重要作用。通过对大量的医疗数据进行学习和分析，GPT 能够辅助医生进行癌症预测、诊断和个性化治疗，同时为科学研究提供宝贵的帮助。不过，需要注意的是，GPT 作为一个辅助工具，仍然需要医生的专业判断和决策，同时也需要进一步的验证和临床实践来确保其在癌症精准医疗中的有效性和安全性。随着技术的不断发展和研究的深入，相信 GPT 在抗癌领域的应用将会越来越广泛，为患者带来更好的治疗效果和生存质量。

11.4 慢性疾病患者的 GPT 福音

在过去的一百多年里，人类的平均寿命延长了一倍多。这一巨大的成就主要得益于现代医学和公共卫生事业的进步。然而，随着人口老龄化程度的加深，长寿的人群不断增加，慢性疾病患者的增加也成为一个显著的问题。

随着年龄的增加，人体各个器官的功能逐渐退化，容易出现慢性疾病，如高血压、糖尿病、肿瘤、心血管疾病等。此外，现代生活方式的变化也促使慢性疾病患者增加，如不良饮食习惯、缺乏运动、压力大等。然而，随着现代医学的发展，越来越多的慢性疾病可以得到有效控制，使得人们能够生存更长的时间。这虽然反映了医学技术的进步，但也意味着慢性疾病患者的进一步增加。

如何在长寿时代进行慢性疾病管理，已经成为一个不可回避的现实问题，而 GPT 正在给出这个现实问题的最佳解法。

11.4.1 人工智能切入慢性疾病管理

慢性疾病已经成为世界面临的重大医疗问题之一。糖尿病、帕金森病、阿尔茨海默病等慢性疾病，发病症状不明显，早期病症不容易被察觉，而晚期确诊后往往需要大量的人力、物力来对患者进行日常照料与护理，严重影响患者的身体健康和生活质量。

在美国，大约 60% 的成年人患有一种或多种慢性疾病，从心脏病、哮喘到阿尔茨海默病、肾病、糖尿病等。这给医疗系统带来了沉重的负担，因为它们无法提供足够的医疗服务，而且管理这些疾病的成本也很高。仅在美国，近四分之三的医疗保健支出与慢性疾病或相关并发症有关。

在我国，现已拥有超过 3 亿人的慢性疾病患者群体，慢性疾病致死人数已占到我国因病死亡人数的 80%，慢性疾病管理产生的费用已占到全国疾病总费用的70%。慢性疾病已成为影响国家经济社会发展的重大公共卫生问题。

慢性疾病的管理和提前预测，曾让无数医务工作者一筹莫展。这种局面在人工智能进军医疗领域后逐渐被打破。随着人工智能的发展，目前慢性疾病的预测和提前诊断能力已经获得了显著的提高。

腾讯推出的帕金森病AI辅助诊断技术，能够基于运动视频分析技术，针对帕金森病人的运动视频自动实现统一帕金森病综合评分量表（Unified Parkinson's Disease Rating Scale，UPDRS）评分。在AI技术的辅助下，用户无须穿戴任何传感器，仅需要通过摄像头拍摄（普通智能手机即可满足）便可实现帕金森病的运动功能日常评估，医生可在3分钟内完成诊断过程，诊断速度提升10倍。

阿里健康推出的"瑞宁助糖"，以大量医生的实践经验作为经验模型，以大量的医学知识和权威文献作为知识模型，利用一系列物联网管理方式，采用人工智能化的眼底病变和尿蛋白筛查技术，在计算机深度学习的基础上建立糖尿病及并发症筛查软件，实现对糖尿病从预防、诊断、治疗到并发症管理的"人工智能化"。

此外，谷歌创建了一种新的人工智能算法，通过分析个人眼睛视网膜扫描的数据来预测心脏病。该公司的软件可以准确地推断出个人的年龄、血压及是否吸烟等信息。然后，这可用于预测他们遭受重大心脏事件（如心脏病发作）的风险，其准确性与当前的主要方法大致相同。

人工智能的可能性是无限的，人们仍在摸索可以实现的目标。

11.4.2　慢性疾病管理日常化

不论是帕金森病的诊断，还是阿尔茨海默病的预测，目前在慢性疾病领域，人工智能能做的还是以辅助医生问诊、缓解医疗资源紧张为主。这主要是因为慢性疾病发病过程漫长，初期症状不明显，在目前的医疗水平下，医生只能在症状明显时进行诊断，而此时病变已到达晚期。所以，医疗AI的重点放在以大数据为基础的预测上，将个人的生命指标量化，利用数据进行科学精准的诊断。这样就弥补了人力在预测和判断方面的不足，减轻了医护人员的工作负担。

当然，随着GPT的应用，以及消费级可穿戴设备和家庭联网诊断设备的使用，慢性疾病管理还在朝着家庭化、日常化、移动化的方向发展。例如，当前，通过医疗保健应用程序可以管理和监测许多慢性疾病，这些应用程序可以随时地收集个人健康状况信息。这创造了更广泛的信息平台和生态系统，可以加强未来GPT的使用，从而越来越多地造福于人类。

未来，在慢性疾病照护管理上，GPT还将带来一项很重要的功能，那就是"智慧摘要"（Smart Summary）。相对于急重症照护的短时间、信息高密度、决策高密度，慢性疾病照护刚好相反。以时间来说，慢性疾病照护时间很长，可能3个月才回院复诊，但这段时间所累积的数据非常可观，这时候就很需要GPT协助找出大量数据中的关键点或趋势，并转换成以视觉化、方便阅读、重点摘要的方式呈现，以方便医生进行判读。

对心血管疾病患者来说，若能有效控制血压，则可以有效降低死亡风险。因此，医生往往会要求患者必须定期量血压，一般以3个月为基准，回诊前11周必须一周测量两次，回诊前1周则是一天测量两次。不过，临床实际情况是患者常常忘记测量。而GPT可以协助患者进行血压管理，患者量好血压，将数值直接上传至云端，如果忘了测量，则App会发出信息提醒，如此一来就能长期记录个人血压变化。等到患者回诊时，医生就可以从云端系统提取患者在家记录的血压曲线图，确实了解患者日常的血压变化。

在慢性疾病风险监测上，GPT可以通过大数据演算，知道个人罹患各种疾病的风险，可根据风险的变化调整各种照护的措施，进而做好疾病的预防。例如，当GPT监测出个人缺钙的风险时，便可建议他多摄入牛奶或补充钙片，或者串连电子商务系统，只要被许可，就可以代为购买相关营养补充品，协助个人做好健康管理。

总的来说，慢性疾病需要的是长期、坚持的照护和治疗方案，这也是慢性疾病患者需要较多医疗资源的原因。目前已经可以依靠人工智能来进行快速的诊断，病理特征相对集中，确诊后的日常监测与管理对医院环境的依赖较少。大多数情况下，在医院确诊病情后，患者完全可以在家中按照医嘱完成健康自检和疾病管理。而 GPT 强大的专业数据、类人的语音交互、伙伴式的医疗模式及定制化的服务将发挥极大作用。

如果能够有相应的可移动的、可用于日常家庭生活的智能设备实时地对患者进行监测，管理患者的健康状态，及时向医生反馈数据，那么患者就不再需要去医院进行护理和治疗了，不仅能够节省患者的时间和精力，还能够进一步地节约医疗资源，彻底改变医疗方式。

11.5　医院的未来不是梦

过去的几年，大多数医院已经完成了基本的信息化建设，实现了医疗数据和流程的电子化。而现在，随着 GPT 的发展和应用，医院形态将被再次重塑。医院未来的建设还将需要和医院现有信息系统相结合，在医院现有信息系统的基础上，充分利用 GPT 来进行赋能，解决诊前、诊中及诊后场景中遇到的困难。

11.5.1　GPT协助守好就医的第一道关卡

去医院就医，说是件苦差事并不为过。不少人都有同样的经验：光是停车就花费很多时间，进了医院，更是水泄不通，即使空调全开，还是闷热得像身处在热锅中，候诊区的患者来来往往，身体的不适、久候的不耐更让人不安。

急诊明明是危急重症的接诊场所，不是一般门诊，应该发挥其"救命"功能。然而，大部分急诊资源却常被不需要急救的患者占用，如要开药的慢性疾病患者或门诊挂不上号的患者。站在患者的角度来看，到底要多紧急才应该挂急诊，其实也不容易判断。如果已经出现危急症状，还强忍着不挂急诊，那么也可能延误最佳治疗与抢救时机，导致危险情况的发生。

GPT却可以协助医生，守好就医的第一道关卡。GPT可以收集患者的体温、心率、呼吸频率、血压及症状等信息，提出是否该挂急诊的建议，如果患者还有疑虑，则可以向在线的医护人员进一步确认。当然，GPT的建议仅供参考，如果患者真的很不舒服，自认无法等到门诊时段再就诊，则仍然可以选择急诊挂号。对于等待中的急诊患者，GPT也可以派上用场。GPT先是根据患者的各种生理数据来判断。对于症状危急、有生命危险的患者，可让值班医生率先处置；对于病情较轻微的患者，GPT可以在算出需要等待的时间后告知患者，以减轻患者及家属久候的焦虑，对其他数据判断后，如果患者不必急诊，则可劝导分流。

此外，许多患者在去医院前由于缺乏必要的医学知识，往往不知道如何选择科室，也没有可以及时咨询的渠道，导致挂错号，浪费时间和资源。而GPT可提供智能分诊的功能，在与患者交互时，通过对患者主诉的理解，识别出对应的症状，并通过概率得出最有可能的疾病及其对应的科室。如果排名在前的科室的置信度比较接近或排在首位的科室置信度不高，则算法可以根据症状科室的概率图模型挑选最有鉴别性的症状来和患者交互，最终选择一个置信度高的科室及匹配的医生推荐给患者。

在医生问诊阶段，首先会常规性地问患者一些信息，如用药史，过敏史等及对主诉症状的细化。例如，患者说发烧，医生会问发烧的持续时间及最高烧到多少度。这些常规的问题对于大多数相同科室的患者都是相同的。因此，GPT可以在患者到达诊室前，就自动和患者进行交互，收集到上述信息。在GPT获得患者所挂的科室及患者的主诉信息后，通过多轮的对话，GPT可以自动采集预问诊所需要的信息，自动生成患者的病史，推送到医生的工作站中。这样一来，医生和患者就可以在宝贵的问诊时间内聚焦于更关键的疾病诊断方面。

不仅如此，结合可穿戴设备技术，患者不出门，GPT医生就可以进行远端问诊，同时结合社区药店为患者服务。未来，医院形态也许会发生变革，只留下最重要的急诊部门与重症监护病房。也就是说，未来的医院或许将以危急重症患者为主要对象，从而让各级医疗机构能真正做到专业的分流、分工。

11.5.2　GPT在重症监护病房中担当重要角色

未来，各级医疗机构分工后，GPT 会是重症监护病房中不可或缺的角色。

在重症监护病房中，传统的做法是医护人员每几小时抄写一次患者的生理信号数值，再输入计算机系统，这个过程烦琐且耗费时间与人力。而GPT则可以通过各种生理监视器，全天候监测患者的生理数据，如心率、血压、呼吸频率、血氧饱和度等，并自动上传、汇集、整合这些数据。这不但节省了时间，医护人员还可清楚地监测患者的各种生理数据，包括各类管路的输入量和输出量，这些数据都能够实时地显现于系统中。

由于这些重症监护病房的监控系统能随时且持续地监控，从中产生的生理数据密度非常高，远超出人类的处理能力范围，这些数据正适合交由GPT辅助判读分析。另外，重症患者的病情变化大，也相对复杂，GPT也可以将相关病情资料进行智慧摘要，帮助医生快速做出决策，甚至从其数据变化中预测，让医护人员能事先采取预防措施。

例如，在重症监护病房的高密度决策中，常见的决策之一就是调整呼吸器。从患者戴上呼吸器的那一刻起，就要为了之后摘下呼吸器而准备。在呼吸照护中，为了让患者适应脱离呼吸器训练的过程，一般的理想状态是根据患者的血氧饱和度变化，每30分钟调整一次呼吸器。但从实际医护人力来看，这实难达成。这不仅因为医院内需要照护的患者众多，还因为医护人员无法持续不断且实时地进行相关数据记录。美国犹他大学医学信息研究所与HC医疗集团合作开发的智慧呼吸器系统，则可以每30分钟做出一个决策，建议医护人员该怎么调整呼吸器。这套系统刚上线的前6个月，就有60%的建议被医护人员所接受，持续使用至第6个月后，医护人员接受率已超过90%。国外大规模的临床试验表明，如果配合GPT来调整呼吸器，则患者的存活率可以倍增。

此外，患者在进行外科手术时，身上插满管线连接到各种治疗仪器上，所产生的信息数据也极为庞大，在手术过程中，患者的状况更是瞬息万变，医护人员必须随时监控应变，这也是决策高密度的情况。而GPT的参与则可以帮助医护人员对患者进行监控。

未来，结合了AR技术的GPT还能为外科医生提供导航功能。当医生进行手术时，只要戴上头戴式装置，就可以看见实际与虚拟的影像，GPT同时会提供重要的参考信息，告知医生有几种可行方向，甚至还能计算受伤概率，分析利弊得失，降低手术的风险。

总的来说，GPT在医疗领域的应用将会带来巨大的变革和创新。未来，医院将由传统的医院发展为以GPT为主导的医疗中心。医院未来的发展方向是更多样化、更智能化、更数据化、更个性化。这将为广大患者带来更优质、更高效的医疗服务，同时推动整个医疗行业的智能化和升级。